中医筋骨构架学
实战录

赵明宇　主编

河南科学技术出版社
·郑州·

图书在版编目（CIP）数据

中医筋骨构架学实战录 / 赵明宇主编 . -- 郑州 : 河南科学
技术出版社 , 2024. 8. -- ISBN 978-7-5725-1639-9

Ⅰ. R274.3；R274

中国国家版本馆 CIP 数据核字第 2024WP5807 号

出版发行：河南科学技术出版社

地址：郑州市郑东新区祥盛街27号　邮编：450016

电话：（0371）65737028　65788613

网址：www.hnstp.cn

邮箱：hnstpnys@126.com

责任编辑：任燕利

责任校对：董静云

封面设计：中文天地

责任印制：徐海东

印　　刷：河南文华印务有限公司

经　　销：全国新华书店

开　　本：720 mm×1 020 mm　1/16　印张：16.75　字数：240千字

版　　次：2024年8月第1版　　2024年8月第1次印刷

定　　价：78.00元

《中医筋骨构架学实战录》
编写委员会

编者序

机缘巧合，我有幸跟赵明宇主任医师坐诊，之前只听闻他医术了得，治病方法神奇，但未曾亲眼目睹。初次跟诊就颠覆了我以往的观念，手法整复颈椎居然可以治疗足跟痛，调尾椎竟然腰痛减轻，蹬几下腿居然头晕缓解了？相信这样的描述，让很多人都质疑其真实性，觉得不可思议。而当我跟诊一年余，对以往在临床上见识的各种各样的所谓的"奇迹"，都觉得稀松平常了。

赵老师对中医的热爱达到痴迷的程度，他几十年如一日，心无旁骛，孜孜不倦，涉猎广泛，博采众长，学贯中西，是我高山仰止永难企及的榜样。即使有副院长行政职务在身，各种公务繁忙，他仍坚持出诊。对于临床，他是发自内心地热爱，一切为了患者。曾有一次他从外地出差回来，凌晨飞机落地，上午仍按时出诊，虽疲惫不堪，但仍坚持看完所有的患者，直到下午一点多才下班。赵老师医者仁心，淡泊名利，在门诊为患者复位从来都是只收取挂号费，并坚持纯中医治疗，一年几乎不开一粒西药，只对症开一些我院的内部中成药制剂，或通过望、闻、问、切，开一些中草药。他细心专注，为患者查体，如端详一件珍贵的艺术品；手法复位时，凝神静气、手摸心会。他关注细节，会教患者改变不良生活习惯，比如尽量避免单肩背包、裤子口袋放手机等。他强调气血与病痛的关系，重视患者的心理问题，擅长情绪疏导。

赵老师提炼的中医筋骨构架学理论及其指导下的治疗方法，是在中医脏腑经络气血的基础上，糅合了中医正骨手法、西医筋膜理论、解剖学、运动疗法、康复锻炼等诸多知识，不断应用于临床并反复验证后的心血和结晶。编者在跟诊当时对他神奇的治疗方法往往不知缘由，后来某天在翻阅某本书时，突然看到某些观点和看法有迹可循，与其治疗不谋而合，顿时有种豁然开朗的感觉。

中医筋骨构架学理论在目前主流治疗观念中可谓标新立异、独树一帜。现今局部治疗方法多种多样，层出不穷，但我个人认为此仅为"术"的层面，临床仍有很多疑难杂症及顽固性疼痛不能有效缓解。赵老师满怀对中医的热爱，不断思考、实践、探索、验证，提出了中医筋骨构架学理论，将慢性筋骨病的治疗上升到"道"的高度，打开了一个全新的理论体系，如站群山之巅，整体把握，高屋建瓴，从而收到意外的疗效。

老子曰："上士闻道，勤而行之；中士闻道，若存若亡；下士闻道，大笑之。"本书是赵老师团队在临床工作中运用中医筋骨构架学理论治疗慢性筋骨病的典型案例的记录及分析。如读者能从中得到一丝启发，治愈更多病患，则是对我们莫大的鼓励，也是赵老师多年苦心研究的开花结果。当然，中医筋骨构架学理论尚未成熟，犹如一初生婴儿，虽充满希望，但仍需进一步充实完善。"言不可治者，未得其术也"，我们亦会不断前行，不断实践、修订、完善中医筋骨构架学的理论体系，以更好地服务临床，造福病患。

高燕

2024 年 1 月

自　序

非常欣慰，在团队的共同努力下，实战录终于完成。

中医之生命力，在于疗效。去年《中医筋骨构架学》书成后，总感觉意犹未尽。用病例阐释，用团队每个人治疗的病例（基于这一理论的思考）阐释，才更有说服力。中医的骨构架不同于西医的骨构架，这种骨构架有气血，有阴阳，有经络，有脏腑，有穴位，有中医的运动规律（左升右降，督升任降）等中医的概念，用其指导临床，会有意想不到的效果。

其实不难发现，这种理论研究一直就没有停止过，在各种文献中，在各位前辈和当代医家的临证中，都有类似的研究。

在慢性筋骨病的诊治过程中，先贤们一直提倡"手摸心会"，但摸到的和实际的是否一致呢？答案并不能确定。借助现代科技影像学，尤其是 X 线片（或 DR）能够很好地解决这一问题。骨的位置状态是多维的、立体的、整体的，"手摸心会"容易犯盲人摸象的错误，而"手摸心会"与 X 线片（或 DR）对照能够很好地解决这一问题。磁共振（MRI）、CT 等可以用来发现问题，但更多的是用来检验治疗的效果。比如腰椎间盘突出症，CT 可用于检查椎间盘的再吸收情况，这在临床症状缓解后的疗效观察中非常重要。

各种治疗相辅相成。《黄帝内经》曰："杂合以治，各得其所宜。"手法治疗骨为先（这里的骨是整体的骨，并非局部之骨），往往能立竿见影，但优势不持久，需要中药、针灸、理疗、锻炼、康复等手段的辅助。骨构架就譬如盖房子或大楼的框架。维护大楼的正常功能需要各种管道，管道功能的正常，以及维持大楼框架结构的功能正常。而骨构架的正常功能，需要筋、肌肉、各种软组织的维持，需要气管、食管、血管、神经、淋巴管、经络等各种管道的正常运转，以及气血津液的化生和收藏。

当然这一学说，一方面有一定的适应范围，另一方面也并不完善，还需要不断地补充修正。再次感谢团队的辛勤付出。

免责声明：本书案例都是真实的临床案例，若细心体会，从中得到启发，用于临床，得到很好的疗效，与有幸焉。若治疗错误或误导他人，非本人之意。

赵明宇

2024 年 1 月

前 言

　　没有实践的理论是空洞的，没有理论的实践是盲目的。理论与实践是相辅相成的，不能割裂开来。医学理论与临床实践的关系也是如此。2023年，我著的《中医筋骨构架学》付梓问世。该书阐述了中医筋骨构架学的基本学术思想和临床诊疗方法，明晰了筋与骨的辩证关系，是我对慢性筋骨病诊疗思维认知的又一次总结。

　　去岁玄冬，我北上京津，南下两广，与同道交流学习。谈及中医筋骨构架学说，大家多建议我用临床经典案例讲解理论思维，让大家能够更具体、更生动地认知中医筋骨构架在慢性筋骨病诊疗全过程的应用。我深受启发，返郑后，随即整理病例资料，编辑成册，名曰《中医筋骨构架学实战录》。

　　本书共包括十三个章节。第三章到第十二章按部位编写，包括颈部疾患、肩部疾患、腰部疾患、颈腰多部位同病、骶尾臀部疼痛、髋部疾患、肘部疾患、腕部疾患、膝痛病、足踝疾患等；第十三章单列杂病篇。在每个病案中，我们详述患者主诉、现病史、既往史、专科查体、影像检查、诊断等资料，全程记录患者初诊、复诊的处置方案和病情变化，最后书写按语，解析诊疗思路和方法。

　　该书是基于临床实践经验的整理汇编，有自家的诊疗特色，但限于编者的水平，书中可能存在不足之处，敬请广大读者批评指正。

赵明宇

2024 年 1 月

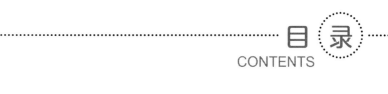

目 录
CONTENTS

第一章

....

正骨手法及功能锻炼

第一节　正骨手法

正骨手法是治疗慢性筋骨病的有效方法之一，治疗急慢性骨伤科软组织损伤的疾病，如颈腰部扭伤、踝关节扭伤、胸椎小关节紊乱、腰椎间盘突出症、颈椎病、膝关节骨性关节炎等，有立竿见影的疗效；但对于脊髓损伤、马尾神经损伤等具有严格的适应证，重度骨质疏松等禁用正骨手法，有局部手术史的慎用或者不用。严重心脑血管疾病、代谢性疾病、精神心理疾病的患者禁用。需注意的是，在行正骨手法时应注意提前告知患者及其家属，以保证患者处于放松状态，从而保证治疗效果。本书涉及正骨手法概述如下。

一、颈椎正骨手法

1. 颈椎斜扳术：患者取坐位，术者立于患者后方，一手置于其头顶，另一手置于其下颌处，嘱患者旋转头部，下颌随术者手方向移动，待移动至最大角度时术者双手反向发力使颈椎有一个旋转剪切力，可听到明显的骨缝错动声。

患者采取俯卧位，面部朝向一侧，术者一手置于患者枕部，另一手置于患者对侧肩部，嘱患者吸气吐气配合，患者吐气时术者双手反方向发力，手下可有骨缝错动感。

2. 颈椎提拉推顶术：患者选取合适高度坐位，术者立于患者身后。以右侧（C6/C7）为例：术者左肘屈曲环抱患者下颌部固定，右手拇指置于患侧棘突或棘突旁，嘱患者低头，下颌向左肩部移动，待右手拇指下肌张力增大，颈部屈曲至最大角度时，左肘上提患者头颈部，右手向患者鼻尖方向发力，此时听到明显的骨缝错动声，即表明复位成功。错缝位置越靠上，颈部屈曲角度越小。

3. 颈椎侧扳法：此手法暴力，应严格遵循适应证。患者取坐位，术者立于患者身后，左手置于患者下颈椎节段，右手置于患者右耳处，嘱患者放松，待其完全放松之时术者右手发力，使其颈椎在冠状面上移动，此时可闻及"咔哒"声，即表明复位成功。此方法适用于颈椎伴有侧弯患者，严重骨质疏松、高龄、颈部血管硬化患者等禁用。

二、胸椎正骨手法

1. 胸椎提拉推顶法（拳顶法）：患者取坐位，双手十字交叉抱头，术者一手从患者同侧肘关节处穿过（从后向前）后将手握拳抵于患者同侧胸椎旁，另一手置于患者另一侧腋窝处，嘱患者吸气吐气配合术者发力，在患者吐气时上提患者，右手向前顶胸椎，常可闻及"咔哒"声。重复此动作作用于胸椎对侧。适用于上位胸椎错位、胸锁关节紊乱等。

2. 胸椎提拉推顶法（髋顶法）：患者取坐位，双手十字交叉抱头，术者两手分别从患者同侧肘关节处穿过（从后向前）置于患者双侧腋窝，术者略倾斜身体，将自身的同侧髋部抵于患椎旁，嘱患者吸气吐气配合术者发力，在患者吐气时双手发力于双侧腋窝上提患者，髋部向前顶患者胸椎，常可闻及"咔哒"声。重复此动作作用于胸椎对侧。适用于上位胸椎错位、胸锁关节紊乱等。

3. 胸椎提拉推顶法（膝顶法）：患者取合适坐位，双手十字交叉抱头，术者两手分别从患者同侧肘关节处穿过（从后向前）置于患者双侧腋窝，术者将自身的同侧膝部抵于患椎旁，嘱患者吸气吐气配合术者发力，在患者吐气时双手发力于双侧腋窝上提患者，膝盖向前顶胸椎。常可闻及"咔哒"声。重复此动作作用于胸椎对侧。适用于上位胸椎错位、胸锁关节紊乱等。

4. 胸椎提拉推顶法（胸顶法）：患者取站立位，双手十字交叉抱头，术者两手分别从患者同侧肘关节处穿过（从前向后）攀于患者双侧小臂处，术者将自身的同侧胸部抵于患椎旁，嘱患者吸气吐气配合术者发力，在患者吐气时上提患者，胸部向前顶胸椎。常可闻及"咔哒"声。重复此动作作用于胸椎对侧。适用于上位胸椎错位、胸锁关节紊乱等。

5. 背法：患者取站立位，双手掌捧其下颌，术者站立于患者背后与其相背而立，使二者上半身保持相同水平；术者反手扶患者双侧肘部，嘱患者用力夹紧双上肢为术者提供支撑力；待患者放松时，术者发力上提患者，此时能听到患者胸椎"咔哒"声。

三、腰椎正骨手法

1. 腰椎斜扳法：患者取侧卧位，一侧上肢屈曲枕于耳侧，另一手自然置于胸前。患侧下肢在上，屈膝屈髋；健侧下肢在下，自然伸直。术者面向患者而立，一手按其肩部，另一手用肘部抵住患侧臀部，嘱患者呼吸配合。患者吐气时术者双手同时向反方向用力，肩部向背侧，臀部向腹侧，此时患者腰部出现扭转，扭转至极限可突然发力增大原本腰部扭转角度，听到"咔哒"声即表明局部复位成功。

2. 坐位腰椎旋转复位法：患者骑坐于治疗床上，背对术者，双下肢放松自然下垂。此法需结合患者的 X 线片进行判断。以患者腰椎棘突右偏为例。患者右手置于对侧肩膀，术者左手掌根置于偏歪棘突右侧，右手牵患者左手或左肩部，嘱患者吸气时弯腰向右后望，待旋转至极限时吐气放松，术者双手同时发力，可自觉左手下有错动感，或闻及"咔哒"声，即表明复位成功。

3. 孙氏坐位腰椎旋转复位法：亦需要结合患者影像学检查结果进行判断，同样以棘突右侧偏歪为例。患者坐于方凳之上，背对术者，患者右手置于对侧肩膀，左手置于枕部。术者左手掌根置于偏歪棘突右侧，右手牵患者左肩部。此时助手需要固定患者髋部。嘱患者吸气时弯腰向右后望，待旋转至极限时，吐气放松，术者双手同时发力，可自觉左手下有错动感，或闻及"咔哒"声，即表明复位成功。复位时助手可协助发力。

4. 腰椎弹压法：患者取俯卧位，术者立于患侧。一助手牵拉患侧下肢，使下肢与床面成 45°角；另使一助手双手置于患者双侧腋窝下牵拉固定。两位助手同时牵拉，使患者椎间隙变大，同时松解腰椎肌肉、滑膜嵌顿。术者双手掌叠按于患椎，以上半身力量通过上肢传到局部，快速、连续发力，弹压数次后或可闻及弹响声。多节段椎体旋转错位可灵活使用此法。

四、骨盆正骨手法

1.骨盆正骨手法一：针对骨盆一侧旋前、一侧旋后。以右侧旋前、左侧旋后为例。嘱患者左侧卧位，术者与患者对面而立；患者垫枕而卧，上半身保持中立垂直于床面，左下肢自然伸直。右下肢屈髋屈膝呈 90°，术者立于患者右下肢大腿后方，用自身左侧大腿抵于患者右大腿后侧，左手置于患者右侧髂嵴，右手置于患者右侧坐骨结节处，嘱患者右侧大腿发力的同时，左手向患者背侧发力，右手向患者腹侧发力，重复以上动作 3 次。每重复 1 次则增大患者的屈髋角度。此过程患者不宜猛发力，应保持均匀发力，与术者对抗。

2.骨盆正骨手法二：针对骨盆一侧旋前、一侧旋后。以右侧旋前、左侧旋后为例。患者采取俯卧位，使患者双侧髂前上棘平放于床面上，保持骨盆冠状面中立位；术者立于患者左侧，左手掌根置于患者左侧髂后上棘处，右手置于患者左大腿前侧。嘱患者抬高左下肢，然后下压左大腿，此时术者左手下压发力，右手上抬对抗。重复该动作 3 次即可。

注意骨盆正骨手法一和手法二能够结合使用。

五、尾骨正骨手法

针对有尾骨外伤史、半脱位的患者。若操作者为异性，应有患者同性家属或同性医护人员在场。术前应告知患者，争取患者本人同意。操作前嘱患者排空肠道、清理宿便。患者取左侧卧位，屈髋屈膝，使双膝部紧贴胸腹部，术者双手戴一次性 PVC 手套，左手固定患者尾椎，右手食指涂抹液状石蜡后旋转进入患者肛门内，可配合患者呼吸。进入肛门后先在前后方向对尾椎进行手法推移，若不能移动，则对患侧盆底肌进行手法松解，松解过程需患者屈伸双下肢。

六、骶髂关节正骨手法

患者取俯卧位，腹部垫枕抬高骨盆。伴有腰椎曲度变大者，术者双手掌根叠放于上位骶骨中部。嘱患者呼吸配合该手法。在患者吐气时，术者双手掌根下压。伴有腰椎曲度变直者，则术者双手掌根叠放于下位骶尾骨处，在患者呼气时发力。

第二节 功能锻炼

功能锻炼既是预防慢性筋骨病的重要方法，又是促使患者临床康复、防止病情发展的有效手段。传统的锻炼功法如太极拳、八段锦、易筋经等，有着药物不可替代的作用。本书病例主要通过功能锻炼放松脊柱及关节，加速周围血液循环，消除瘀血水肿，牵伸韧带，放松痉挛肌肉，从而减轻症状。同时增强颈腰部及关节肌肉力量，增强患者对疲劳的耐受能力及平衡性、协调性，改善骨关节的稳定性，能有效地维持疗效，防止治疗后疾病反复发作。现将书中所涉及的功能锻炼简述如下。

一、核心功能锻炼

1. 死虫子式：平躺在瑜伽垫上，腰部紧贴地面；双臂打开伸直，指向天花板，双腿弯曲成90°；吸气，将左腿和右手一起伸直平放，不要着地；呼气，用腹部力量将伸直的腿和手抬回起始位置；换另一边重复动作。

2. 平板支撑：俯卧在瑜伽垫上，将双侧小臂放到地板上，肘关节置于肩关节的正下方。双腿伸直，打开程度与肩同宽，脚尖着地。收紧腹部、腰背部以及臀部等，将整个身体抬离地面，避免臀部翘起过高或者腰部向下塌陷。保持躯干平直，使整个身体的各个部分（头、躯干、臀、脚踝）呈一条直线。

二、颈部功能锻炼

胸锁乳突肌拉伸：端坐位，后仰并左（右）旋约45°，以左（右）手轻推右（左）额使之有拉伸感。交替进行各3次。

三、胸部功能锻炼

1. 胸大肌拉伸：坐位或仰卧位，屈肘外展肩部约 90°，嘱患者内收肩部的同时助手给予反方向的阻力，重复 3 次。

2. 胸小肌拉伸：站立位，患者上肢伸肘约 150°，患侧手扶门框或者立杆，患侧下肢向前迈步，胸小肌处有拉伸感即可，坚持 3～5 秒。注意不要使患手有支撑感，否则肌肉会更紧张，反而达不到拉伸的目的。

四、腰部功能锻炼

1. 抱膝贴胸式：仰卧位，抬高一侧下肢使膝盖尽力贴近胸部，可用双手辅助，坚持 30 秒后回到起始位置，另一侧动作同上。每组重复 10～15 次。

2. 五点支撑式：仰卧位，去枕，屈膝屈髋，双上肢平放于床上，从尾骨开始上抬至肩、髋、膝呈一条直线，持续 3～5 秒。

3. 倒走：选取空旷无人、安全的位置，最好有一人陪伴。双手置于腰部，开始进行倒走，此过程中可自觉腰部肌肉发力。每日 15～30 分钟。

五、下肢功能锻炼

1. 髂腰肌拉伸：以右侧为例，患者左下肢弓步站立，右下肢后伸，足背贴垫面，左侧膝关节不超过足尖，上半身保持挺立，向前送胯，使右侧腹股沟处有拉伸感为宜。

2. 腘绳肌拉伸：

（1）自我拉伸：以右侧为例，患者取仰卧位，屈曲左膝以屈髋屈膝，右下肢伸直，患者双手环抱右侧大腿，嘱患者将右足尖向床面移动，保持 6 秒后放下。

（2）协助拉伸：以右侧为例，患者取仰卧位，术者弓步站立于患者左侧，患者右下肢伸直后右足尖朝向正前方置于术者大腿上，术者调整自身弓步高度以达到牵拉的目的，牵拉持续时间 6 秒，然后足尖分别内旋、外旋后重复上述过程。

3. 小腿三头肌拉伸：患者双手扶墙，左下肢弓步屈曲，右下肢后伸，使足背与小腿前侧成锐角，推墙的同时使患者右小腿后侧有拉伸感为宜。

第二章

洛阳正骨医院内部制剂

洛阳正骨医院院内制剂发展至今，已经形成6种剂型共30余个品种，应用范围包括颈肩腰腿疼、创伤骨折、骨质增生、骨质疏松、风湿病、骨髓炎、骨关节病、儿童骨折等多种骨病。

三七接骨丸

【主要成分】三七、乳香、牡丹皮、茯苓、山药等。

【性状】本品为樱桃红色糖衣水丸；除去糖衣后，显浅黄色，味微苦、微腥。

【功能与主治】活血祛瘀，消肿止痛，续筋接骨。用于新鲜骨折，剧烈疼痛，肿胀不消等症。

【用法与用量】口服，一次1袋，一日2~3次，温开水送服。儿童酌减。

【注意事项】孕妇忌用。

【规格】每袋装6g。

加味益气丸

【主要成分】黄芪、党参、柴胡、升麻、当归、山药、牛膝、陈皮、黄芪等。

【性状】本品为浅棕色至棕色浓缩丸，味微苦、辛。

【功能与主治】补气升阳，滋养肝肾，通利关节。用于损伤后期，气血亏耗，肝肾不足所致的身倦乏力、面色萎黄、腰膝酸软、下肢浮肿等症。

【**用法与用量**】口服，一次 1 袋，一日 2 ~ 3 次，温开水送服。

【**注意事项**】孕妇忌用。

【**规格**】每袋装 6g。

特制接骨丸

【**主要成分**】鹿茸、红参、三七、黄芪、骨碎补、杜仲、枸杞子、自然铜、土鳖鱼等。

【**性状**】本品为黑棕色大蜜丸，气香，味微苦。

【**功能与主治**】理气血，壮元阳，益肝肾，填精髓，强筋骨。用于骨折中后期延迟愈合或不愈合。

【**用法与用量**】一日 2 ~ 3 次，一次 1 ~ 2 丸，温开水送服；或在医生指导下服用。

【**注意事项**】孕妇忌用。

【**规格**】每丸重 9g。

骨炎膏

【**主要成分**】当归、土茯苓、紫草、红花、白芷、商陆（醋炙）、天花粉、白头翁等。

【**性状**】本品为棕色软膏。

【**功能与主治**】清热解毒，拔毒生肌。用于骨髓炎症。

【**用法与用量**】外用，将患处清洗干净，涂以适量并以干净纱布覆盖。

【**注意事项**】用前洗净患处，破损皮肤勿用，过敏体质及孕妇慎用。

【**规格**】每瓶装 150g。

平乐展筋酊

【**主要成分**】血竭、乳香、没药、红花、三七、冰片、樟脑等。

【**性状**】本品为棕红色液体，气微香。

【**功能主治**】活血祛瘀，舒筋止痛。用于跌打损伤、肿胀不消、劳伤宿疾等。

【用法与用量】外用，一日 2 次，涂擦患处，按摩至发热。劳伤宿疾先行涂药热敷 30 分钟，然后按摩。

【注意事项】皮肤破损者及黏膜处禁用。

【规格】每瓶装 20mL。

小儿活血止痛颗粒

【主要成分】丹参、红花、泽兰、香附等。

【性状】本品为浅黄色颗粒，味甜。

【功能与主治】活血化瘀，理气止痛。用于儿童创伤早期肿胀疼痛。

【用法与用量】5 岁以下，一日 2 次，一次半包。5 岁以上，一日 2 次，一次 1 包，温开水冲服。

【注意事项】高热患者、有出血者慎用。

【规格】每瓶装 9g。

养血止痛丸

【主要成分】黄芪、当归、白芍、丹参、鸡血藤、秦艽等。

【性状】本品为棕褐色浓缩丸，气微香，味微苦。

【功能与主治】益气养血，行气止痛，温经通络。适用于损伤后期，气血瘀滞，症见肌肉瘦削、发硬，活动不利，关节疼痛、肿胀、活动受限等症。

【用法与用量】口服，一次 1 袋，一日 2 次，或遵医嘱，温开水送服。

【注意事项】孕妇忌用。

【规格】每袋装 6g。

小儿接骨颗粒

【主要成分】丹参、续断、红花、枸杞子、龙骨、骨碎补等。

【性状】本品为浅黄色颗粒，味甜。

【功能与主治】补肝肾，强筋骨，促进骨折愈合。用于骨折早、中期，跌打损伤等症。

【用法与用量】5岁以下，一日2次，一次1包；5岁以上，一日3次，一次1包；10岁以上，一日3次，一次2包，温开水冲服。

【规格】每袋装9g。

小儿清热解毒颗粒

【主要成分】金银花、金钱草、连翘、蒲公英、牡丹皮、白茅根等。

【性状】本品为浅黄色颗粒，味甜。

【功能与主治】清热解毒，活血。用于小儿创伤肢体肿胀发热、伤口感染或有水疱。

【用法与用量】5岁以下，一日2次，一次1包；5岁以上，一日3次，一次1包；10岁以上，一日3次，一次2包，温开水冲服。

【规格】每袋装9g。

地黄膝乐丸

【主要成分】生地黄、山茱萸、泽泻、茯苓、当归、乳香（制）、没药（制）、牛膝、鸡血藤、血竭等。

【性状】本品为浅褐色至棕褐色浓缩丸，味苦、微辛。

【功能与主治】滋阴补肾，活血止痛。用于骨关节病变后期，关节疼痛、屈伸不利，行走跛行，膝内翻严重，呈"O"形腿者。

【注意事项】孕妇慎用。

【规格】每袋装6g。

驻春胶囊

【主要成分】淫羊藿、蛇床子、补骨脂、肉苁蓉、枸杞子、丹参、香附、枳壳等。

【性状】本品为胶囊剂，内容物为棕黄色粉末，气淡，味微苦。

【功能与主治】补益肝肾，健脾坚骨。用于骨质疏松引起的腰背腿痛、酸沉无力，骨质退化引起的退行性骨关节炎。

【用法与用量】口服，一次5粒，一日2~3次，温开水送服。

【注意事项】孕妇慎用。

【规格】每粒装 0.3g。

化岩胶囊

【主要成分】补骨脂、黄芪、薏苡仁、大黄、皂刺、三棱、莪术、白芍、木瓜、乌药等。

【性状】本品为胶囊剂，内容物为棕黄色粉末，气微香，味微苦。

【功能与主治】补肾健脾，软坚散结，豁痰破瘀。用于恶性骨肿瘤，如骨肉瘤、骨转移癌等。

【用法与用量】口服，一次 5 粒，一日 2～3 次，温开水送服。

【注意事项】腹泻患者慎用或遵医嘱。

【规格】每粒装 0.3g。

颈痛消丸

【主要成分】羌活、独活、葛根、秦艽、姜黄、丹参、桑枝、忍冬藤、延胡索等。

【性状】本品为黄褐色浓缩丸，味微苦、辛。

【功能与主治】养血，散寒，除湿，止痛。适用于颈椎病、颈椎骨质增生、肩周炎及颈肩部各种软组织病变等。

【用法与用量】口服，一次 1 袋，一日 2～3 次，温开水送服。

【注意事项】孕妇慎用。

【规格】每袋装 6g。

活血接骨止痛膏（黑膏药）

【主要成分】当归、生地黄、大黄、独活、羌活、连翘、白芷、赤芍、乳香、没药、续断、三七等。

【性状】本品为黑膏药，表面乌黑光亮，老嫩适中，具特殊气味。

【功能与主治】活血祛瘀，消肿止痛，接骨续筋，祛风除湿。用于创伤骨折、软组织损伤、劳损性腰腿痛、颈肩痛等各种痛症。

【**用法与用量**】外用，在火上微烤，徐徐加热，待膏药软化展开后，贴患处，每贴 5～7 天，使用前皮肤应洗干净。

【**注意事项**】若贴后皮肤起红疹，立即揭掉，用温水洗净皮肤，不可再贴。孕妇慎用。

【**规格**】大号：50g×1 贴 / 盒；中号：33g×1 贴 / 盒；小号：25g×1 贴 / 盒。

芪仲腰舒丸

【**主要成分**】黄芪、杜仲、续断、桂枝、当归、白芍、牛膝等。

【**性状**】本品为深褐色浓缩丸，味微苦、辛。

【**功能与主治**】温经散寒，补肾养血，止痛。适用于腰痛，腰椎骨质增生，腰肌劳损，腰及下肢冷痹、麻木、困痛等症。

【**用法与用量**】口服，一次 1 袋，一日 2～3 次，温开水送服。

【**注意事项**】孕妇慎用。

【**规格**】每袋装 6g。

筋肌复生胶囊

【**主要成分**】黄芪、党参、当归、丹参、桃仁、红花等。

【**性状**】本品为硬胶囊剂，内容物为浅黄色粉末，味微苦。

【**功能与主治**】益气，活血，通络，补肾。适用于筋伤肌萎、肝肾亏虚，用于提高机体免疫力，促使神经再生，亦用于早、中、晚期周围神经损伤及由此导致的肌肉萎缩。

【**用法与用量**】口服，一次 5 粒，一日 2～3 次，温开水送服。

【**注意事项**】孕妇慎用。

【**规格**】每粒装 0.35g。

舒筋活血祛痛膏（白膏药）

【**主要成分**】当归、血竭、乳香、没药、红花、三七、大黄、赤芍、木鳖子等。

【**性状**】本品为红褐色的片状橡胶膏，涂布均匀，表面发亮，气芳香。

【功能与主治】活血祛瘀，消肿止痛，接骨续筋，祛风除湿。适用于创伤骨折、软组织损伤、劳损性腰腿痛等症。

【用法与用量】外用，揭去防粘层，贴于患处或相应穴位，每贴贴1天。

【注意事项】用前洗净患处，破损皮肤勿用，过敏体质及孕妇慎用。

【规格】每贴 7cm×10cm。

顽痹通丸

【主要成分】桂枝、独活、羌活、防风、白术、青风藤、海风藤、苍术、细辛等。

【性状】本品为褐黄色浓缩丸，气微香，味微苦、辛。

【功能与主治】祛风散寒，除湿通络。用于风寒湿闭阻经络所致的风湿性关节炎、类风湿性关节炎、强直性脊柱炎、骨性关节炎、幼年慢性关节炎、纤维肌痛综合征等表现关节、肌肉疼痛，得温则减，遇冷加重，或伴见肿胀、僵硬、重着、麻木、屈伸不利者。

【用法与用量】口服，一日 2~3 次，一次 1 袋，温开水送服，或遵医嘱。

【不良反应】少数患者可出现心慌、多汗，若出现此种情况，可适当减少药物用量。

【禁忌证】孕妇及阴虚火旺者忌用。

【规格】每袋装 6g。

顽痹清丸

【主要成分】忍冬藤、络石藤、桑枝、薏苡仁、黄芩、益母草、乳香、紫草、川牛膝等。

【性状】本品为棕褐色浓缩丸，气微香，味微苦。

【功能与主治】清热除湿，祛风通络。用于风湿热闭阻经络所致的风湿性关节炎、类风湿性关节炎、强直性脊柱炎、骨性关节炎、牛皮癣性关节炎、痛风性关节炎及幼年慢性关节炎等症，症见关节和肌肉灼热、红肿、痛不可触、关节屈伸不利或肿大、僵硬变形，伴有口渴、心烦、皮肤斑疹者。

【**用法与用量**】口服，一日 2~3 次，一次 1 袋，温开水送服，或遵医嘱。

【**注意事项**】孕妇慎用，脾胃虚寒者慎用；若有腹泻者，可减少用量；食欲减退者，在饭后 1 小时服用。

【**规格**】每袋装 6g。

顽痹乐丸

【**主要成分**】补骨脂、续断、熟地、淫羊藿、鹿角霜、骨碎补、桑寄生、杜仲、牛膝等。

【**性状**】本品为棕色至棕褐色浓缩丸，味苦、微咸。

【**功能与主治**】补肾祛寒，活血通络。用于命门不足，精髓亏虚，风寒湿邪入中或痹证日久，肾阳不足所致的类风湿性关节炎及幼年慢性关节炎、强直性脊柱炎、骨性关节炎、银屑病性关节炎等症。症见关节和肌肉疼痛、肿胀、僵硬、麻木或关节变形，肌肉瘦削，屈伸不利，伴见形寒怕冷、腰膝酸软、精神不振、面色苍白者。

【**用法与用量**】口服，一日 2~3 次，一次 1 袋，温开水送服，或遵医嘱。

【**禁忌证**】阴虚阳亢者禁用。

【**注意事项**】孕妇慎用。

【**规格**】每袋装 6g。

顽痹康丸

【**主要成分**】熟地、白芍、牛膝、桑寄生、鹿角胶、知母、杜仲、续断、骨碎补、威灵仙等。

【**性状**】本品为棕褐色浓缩丸，味苦。

【**功能与主治**】滋补肝肾，祛风除湿，清退虚热。用于阴精亏虚，风湿之邪入侵所致的类风湿性关节炎、强直性脊柱炎、骨性关节炎、幼年慢性关节炎或上述疾病日久，伤及肝肾之阴表现出的关节和肌肉疼痛、肿胀、僵硬、麻木或关节变形，肌肉瘦削，屈伸不利，伴见心烦热、低热、盗汗、腰膝酸软等症。

【用法与用量】口服，一日 2～3 次，一次 1 袋，温开水送服，或遵医嘱。

【注意事项】脾胃虚寒者禁用；若出现腹痛、腹泻症状，可减少药物用量或用姜枣煮水同时服下。

【规格】每袋装 6g。

桃仁膝康丸

【主要成分】桃仁、红花、当归、熟地黄、川芎、白芍、独活、桑寄生等。

【性状】本品为棕褐色浓缩丸，味苦、微辛。

【功能与主治】活血止痛，祛风湿，补肝肾。适用于骨关节病早期关节疼痛、屈伸不利，膝部疼痛，下楼梯更甚，或久蹲不易站立等症。

【用法与用量】口服，一次 1 袋，一日 2～3 次，温开水送服。

【注意事项】孕妇慎用。

【规格】每袋装 6g。

羌归膝舒丸

【主要成分】羌活、当归、独活、麻黄、乳香（制）、没药（制）、血竭、红花等。

【性状】本品为棕褐色浓缩丸，味苦、微辛。

【功能与主治】舒筋活络，疏肝健脾。适用于骨关节病中期，关节屈伸受限，膝部疼痛，以内侧为甚，行走跛行等症。

【用法与用量】口服，一次 1 袋，一日 2～3 次，温开水送服。

【注意事项】孕妇慎用。

【规格】每袋装 6g。

骨炎托毒丸

【主要成分】黄芪、党参、熟地黄、当归、川芎、桔梗、金银花、土茯苓、蒲公英等。

【性状】本品为棕色浓缩丸，味微苦。

【功能与主治】补益气血、清热利湿，托毒消肿。用于慢性骨髓炎中后期，肢体肿胀疼痛，窦道排脓不畅、淋漓不尽、久不愈合，面色苍白或萎黄，四肢倦怠等症。

【用法与用量】口服，一次 1 袋，一日 2～3 次，温开水送服。

【注意事项】孕妇忌用。

【规格】每袋装 6g。

骨炎补髓丸

【主要成分】黄芪、党参、熟地、当归、土茯苓、肉桂、芥子、续断、杜仲、骨碎补等。

【性状】本品为棕色浓缩丸，味微苦、辛。

【功能与主治】益气托毒，温通化滞，补肾接骨。用于慢性骨髓炎中后期，肢体隐痛不适，窦道时愈时发、肾虚骨痿、骨质缺损、骨不愈合等症。

【用法与用量】口服，一次 1 袋，一日 2～3 次，温开水送服。

【注意事项】有高热症状的患者及孕妇应慎用，或在医师指导下服用。

【规格】每袋装 6g。

复骨胶囊

【主要成分】大黄（酒炒）、延胡索、香附、柴胡、黄芪、赤芍、桃仁、乳香、没药等。

【性状】本品为胶囊剂，内容物为棕黄色细颗粒或粉末，味微苦。

【功能与主治】行气活血，补气健脾，通络止痛。用于筋脉瘀滞型股骨头缺血性坏死。

【用法与用量】口服，一次 5 粒，一日 3 次，温开水送服。

【注意事项】脾胃虚弱者慎用。

【规格】每粒装 0.3g。

椎间盘丸

【主要成分】黄芪、桂枝、当归、白芍、威灵仙、五加皮、续断、牛膝、甘草等。

【性状】本品为褐色浓缩丸，气微香，味微苦。

【功能与主治】温通经脉、养血散寒止痛。适用于椎间盘突出、椎管狭窄、骨质增生等所致的腰腿痛，颈肩臂痛、冷感、麻木等神经症状。

【用法与用量】口服，一次 1 袋，一日 2～3 次，温开水送服。

【注意事项】孕妇慎用。

【规格】每袋装 6g。

愈瘫胶囊

【主要成分】黄芪、丹参、全蝎、茜草、僵蚕、当归、川牛膝、木瓜、桑寄生、续断等。

【性状】本品为硬胶囊剂，内容物为棕黄色粉末，味苦、微腥。

【功能与主治】补益气血，滋养肝肾，解痉通络。适用于创伤截瘫中期、恢复期出现的瘫痪等症。

【用法与用量】口服，一次 5 粒，一日 2～3 次，温开水送服。

【注意事项】孕妇慎用。

【规格】每粒装 0.35g。

股骨头坏死愈胶囊

【主要成分】杜仲、续断、当归、丹参、鸡血藤、玄参、连翘、水蛭（制）、没药等。

【性状】本品为胶囊剂，内容物为棕黄色粉末，气淡，味微苦。

【功能与主治】补益肝肾，益气活血，温通经络。用于肝肾两虚、气虚血瘀型股骨头缺血性坏死。

【**用法与用量**】口服，一次 5 粒，一日 2 ~ 3 次，温开水送服。

【**注意事项**】脾胃虚弱者慎用。

【**规格**】每粒装 0.35g。

黄芪生络复康丸

【**主要成分**】黄芪、淫羊藿、丹参、赤芍、川芎、桃仁、红花等。

【**性状**】本品为棕黄色浓缩丸，微苦。

【**功能与主治**】补气益肾生髓，活血化瘀通络。用于不完全性周围神经损伤、周围神经变性。

【**用法与用量**】口服，一次 1 袋，一日 2 ~ 3 次，温开水送服。

【**禁忌证**】孕妇禁用。

【**注意事项**】有出血倾向者慎用，或遵医嘱。

【**规格**】每袋装 6g。

七珠展筋散

【**主要成分**】血竭、人工麝香、人工牛黄、珍珠、乳香、没药等。

【**性状**】本品为棕红色极细粉末，气香特异，味辛、苦。

【**功能与主治**】活血消肿止痛，舒筋活络，通利关节，生肌长肉。用于慢性劳损所致关节强直、屈伸不利、肌肉酸痛及腰腿痛、肩周炎等症。

【**用法与用量**】外涂于患处，按揉至发热，一日 2 ~ 3 次，每次少许，10 天为一疗程。

【**注意事项**】孕妇忌用。

【**规格**】每瓶装 1g。

第三章

....

颈 部 疾 患

病例 1

【**基本信息**】韩某，女，42 岁。

【**主诉**】颈部僵硬、疼痛不适 1 年余，加重 2 周。

【**现病史**】患者因长期低头工作，出现颈部僵硬、疼痛不适，偶有头疼，未予重视及治疗，2 周前颈部不适症状加重，遂来就诊。刻诊：患者神志清，精神可，偶有头痛，富贵包明显，纳眠可，二便调。舌质暗，脉弦。

【**既往史**】无特殊。

【**专科查体**】颈椎生理曲度变直，颈部肌肉触之僵硬，颈肩部广泛性压痛。颈椎活动无明显受限，前屈 40°，背伸 40°，侧弯 45°，旋转 70°。双侧上肢痛觉、温觉、触觉正常，无感觉分离。叩顶试验（＋），拔伸试验（＋），右侧臂丛神经牵拉试验（－），右侧椎间孔挤压试验（－），左侧臂丛神经牵拉试验（－），左侧椎间孔挤压试验（－），双侧肱二头、三头肌反射及桡骨膜反射正常，双侧霍夫曼征（－）。双臂运动、感觉、肌力可，双手精细动作正常，双下肢运动、感觉、肌力无异常。双下肢不等长：右下肢长。

【**辅助检查**】

颈椎正侧位片：颈椎序列可，曲度变直，C2/C3 椎间隙变窄，几近融合，椎体密度可。

颈椎张口位片：双侧寰枢关节间隙欠对称，左侧稍宽，右侧稍窄，棘突偏移。

腰椎正侧位片：腰椎生理曲度稍变直，序列可；部分椎体缘骨质增生变尖，L5/S1 椎间隙变窄，椎旁软组织内未见明显异常密度影。

骨盆平片：双侧髋臼发育不良，双侧髋关节及骶髂关节退行性变，不排除双髋关节撞击综合征，必要时进一步检查协诊。

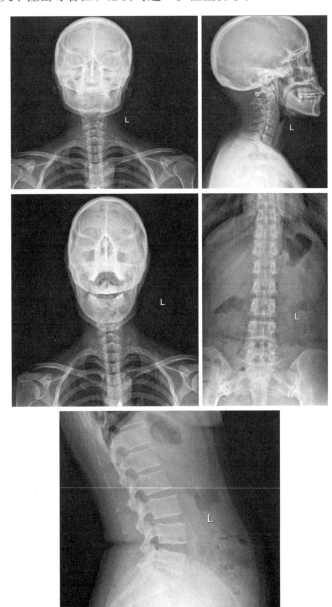

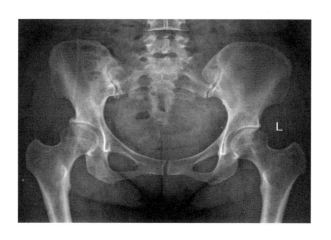

【诊断】

西医诊断：颈型颈椎病。

中医诊断：痹病，证属气滞血瘀。

【治疗经过】

初诊（2023年9月4日）：依据影像学表现及专科查体（颈椎右旋），给予颈椎手法调整；患者富贵包明显，再予大椎捶法，术后颈部疼痛减轻，自觉"头清目明"；俯卧位时患者右下肢长，予右腿蹬法（患者取左侧卧位，右下肢屈髋屈膝，大腿前侧尽量靠近腹部，术者站立于患者右腿腘窝处，嘱患者右大腿用力伸髋向后蹬术者，同时术者施加一个阻力，坚持5秒，做3次）；并予胸椎错缝调整手法治疗，术毕，颈部僵硬、疼痛明显减轻；嘱患者日常工作和生活中注意缩下巴。

二诊（2023年9月11日）：富贵包明显变小，劳累后颈部僵硬不适。治疗上予颈椎手法调整。

【按语】患者长期低头工作，叩顶试验（＋），拔伸试验（＋），结合影像学诊断为颈型颈椎病。初诊先予以颈椎手法调整，患者富贵包明显，故再予大椎捶法，颈椎局部治疗后，患者疼痛当即减轻。筋骨构架学认为：由于长时间疼痛和不同治疗方法的影响，身体会进行各种程度和层次的代偿，运动系统各种组织结构均发生变化。临床诊查中同样发现，除患者主诉疼痛或功能障碍的部位外，往往还有相邻部位甚至是较远部位同时存在阳性症状或体征，故诊疗上重视整体观。患者俯卧位时表现出长短腿（右下肢长），故予右腿蹬法以纠正骨盆前倾，从而调整长短腿；并予胸椎错缝调整手法治疗，术毕，患者颈部不适明显减轻。"以骨为先"亦重视日常防护，首先要纠正不良姿态，因为骨是机体姿态表现形式的基础，而筋的状态是随着骨的改变而改变的，患者长期低头工作为诱因，故嘱患者日常工作和生活中注意缩下巴。

病例 2

【**基本信息**】曾某，女，50 岁。

【**主诉**】左上肢放射性麻木 5 月余，伴颈肩部疼痛、活动受限 1 个月。

【**现病史**】患者 5 个多月前无明显诱因出现左上肢放射性麻木，放射至左手拇指，经牵引、理疗、正骨等治疗后，左上肢麻木有所缓解，左手拇指麻木较前明显缓解。1 个月前患者颈肩部出现疼痛，伴活动受限，症状渐重，遂来就诊。刻诊：患者神志清，精神差，纳眠可，二便调。舌质红、苔黄，脉弦细。

【**既往史**】甲状腺功能减退病史 20 余年，规律口服优甲乐治疗；糖尿病 2 年余，规律口服药物治疗。2021 年因输尿管结石行手术治疗。入院前用药：盐酸二甲双胍缓释片 0.5g，优甲乐 50μg，每日 1 次。

【**专科查体**】颈部外观无畸形。触诊颈椎生理曲度变直，颈夹肌触之僵硬，C5/C6 棘突上明显压痛，无明显放射痛，其他棘突上无明显压痛及放射痛，双侧肩井穴处无明显压痛及放射痛，双侧肩胛提肌处有明显压痛，无放射痛。颈部活动范围明显受限，前屈 20°，后伸 10°，左右侧屈 20°，左右旋转 20°。转头试验（-），叩顶试验（-），头部垂直挤压试验（-），左侧臂丛神经牵拉试验（+），左侧椎间孔挤压试验（+），右侧臂丛神经牵拉试验（-），右侧椎间孔挤压试验（-）。双侧霍夫曼征（-），双侧上肢腱反射正常，末梢血循环可，双侧上肢肌力、肌张力、深浅感觉正常，双侧下肢腱反射正常，未见病理征。

【辅助检查】

颈椎正侧位片：颈椎曲度变直，序列可，部分椎体缘骨质增生，诸椎间隙未见明显狭窄，项韧带走行区可见条片状高密度影。

颈椎张口位片：两侧寰枢关节间隙略不等宽，右窄左宽。

腰椎正侧位片：腰椎略显侧弯，生理曲度变直，序列规整，部分椎体缘骨质增生变尖，L5/S1 椎间隙稍狭窄。

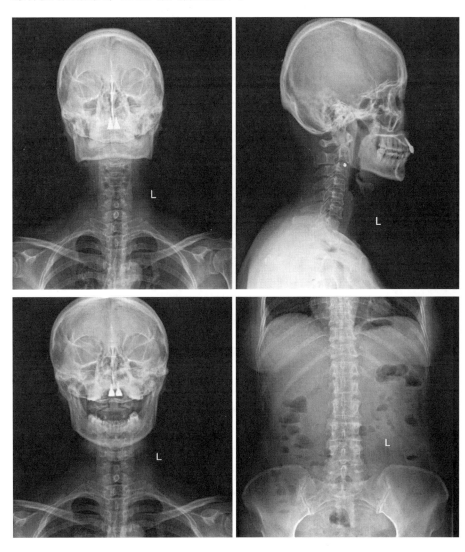

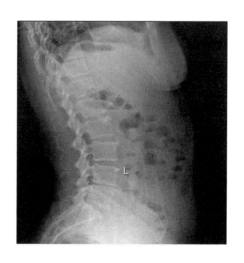

【诊断】

西医诊断： 神经根型颈椎病。

中医诊断： 痹病，证属阴虚。

【治疗经过】

初诊（2023 年 8 月 18 日）：先予右侧卧蹬左腿（症状无明显改善）；后予胸椎手法调整（颈部活动受限减轻，转侧、起坐时颈部不适减轻）；再予颈椎手法（疼痛明显减轻）；中医四诊合参，辨证施治，证属阴虚，治以滋阴补肾，予以中药汤剂口服，方药如下：

麦冬 30g　五味子 10g　盐巴戟天 30g　熟地黄 90g　茯苓 30g

3 剂，水煎服，日 1 剂，早、晚分服。

二诊（2023 年 8 月 21 日）：患者诉左侧颈肩部疼痛较前缓解，麻木明显改善，颈部活动度改善（前屈 30°，后伸 15°，左右侧屈 20°，左右旋转 30°）。先予右侧卧蹬左腿（症状进一步改善）；再予胸椎、颈椎手法调整，（疼痛明显减轻）；刺左胫骨内侧缘（足少阴肾经压痛点）3 针；中医四诊合参，治以和解少阳为主，兼和胃气及升阳舒筋，使邪气得解，枢机得利，诸症自除，方药如下：

柴胡 24g　清半夏 10g　党参 10g　黄芩 10g　生姜 6g
大枣 6 枚　葛根 20g　桑叶 20g　枇杷叶 20g　炙甘草 6g

5 剂，水煎服，日 1 剂，早、晚分服。

三诊（2023 年 8 月 25 日）：患者诉左侧颈肩部疼痛较前明显缓解，予右侧卧蹬左腿（有改善）、胸椎调整手法，以及左侧极度屈髋屈膝突然牵拉，术后自觉全身轻松如常；中医四诊合参，治以益气温经、和血通痹，方药如下：

黄芪 30g　桂枝 12g　白芍 12g　大枣 6 枚　生姜 6g

5 剂，水煎服，日 1 剂，早、晚分服。

四诊（2023 年 8 月 30 日）：患者诉左侧颈肩部疼痛较前明显缓解，现劳累后加重。予以胸椎调整手法，术后左侧颈肩部疼痛好转。

【**按语**】整体辨证不仅强调局部与整体的统一，也强调局部的重要性。故该患者初诊时右侧卧蹬左腿（想纠正骨盆，但症状无明显改善），而胸椎、颈椎的手法调整效果明显。局部病变解决后，二诊时再予以右侧卧蹬左腿，症状进一步改善。内外兼治是平乐正骨"筋滞骨错"理论的基本观点之一，中医四诊合参，初诊以滋阴补肾为治则，二诊则以和解少阳为主，兼和胃气及升阳舒筋，使邪气得解，枢机得利，则诸症自除；三诊以益气温经、和血通痹为主，辨证施治，整体调理，疗效佳。

病例 3

【**基本信息**】李某，女，33 岁。

【**主诉**】颈肩部酸困、疼痛不适 1 个月。

【**现病史**】患者于 1 个月前长期伏案工作后出现颈部不适，遂来就诊。刻诊：患者神志清，精神可，纳可，眠差、多梦（凌晨 3 点易醒），二便调。舌质红，脉弦细。

【**既往史**】无特殊。

【**专科查体**】颈部肌张力正常，弹性可；双侧肩井穴处压痛，下颈椎椎旁压痛，无放射痛；双侧颞部无压痛，无眼震。颈椎活动无明显受限，前屈 40°，背伸 40°，侧弯 45°，旋转 70°。双侧上肢痛觉、温觉、触觉正常，无感觉分离。叩顶试验（+），拔伸试验（+），右侧臂丛神经牵拉试验（－），右侧椎间孔挤压试验（－），左侧臂丛神经牵拉试验（－），左侧椎间孔挤压试验（－）。双侧肱二头、三头肌反射及桡骨膜反射正常，双侧霍夫曼征（－）。双臂运动、感觉及肌力可，双手精细动作正常，双下肢运动、感觉、肌力无异常。

【辅助检查】

颈椎正侧位片：颈椎生理曲度反弓，序列规整，诸椎体骨质结构未见明显异常，椎间隙未见明显狭窄，椎旁软组织未见明显异常。

颈椎张口位片：寰枢关节未见明显异常。

腰椎正侧位片：腰椎稍侧弯，生理曲度存在，序列规整，诸椎体形态结构未见明显异常，L5/S1 椎间隙稍狭窄。

骨盆平片：双侧髋关节对应关系可，关节边缘骨质增生、硬化，双侧股骨头形态完整，密度均匀。双侧骶髂关节对合关系可，关节间隙变窄，关节面骨质硬化。

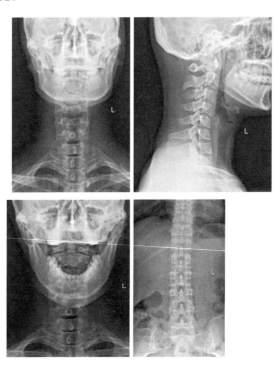

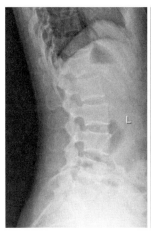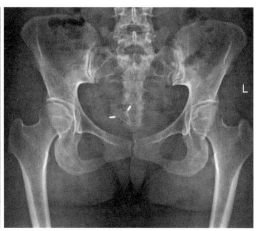

【诊断】

西医诊断：颈型颈椎病。

中医诊断：痹病，证属气虚血滞。

【治疗经过】

初诊（2023年9月1日）：手法调颈椎，外贴舒筋活血祛痛膏，予以中药汤剂口服，方药如下：

　　葛根30g　黄芪20g　桂枝12g　白芍12g　炒火麻仁20g

　　炙甘草6g　生姜6g　大枣6枚　鸡血藤20g

7剂，水煎服，日1剂，早、晚分服。

二诊（2023年9月8日）：患者诉颈肩部酸困、疼痛不适较前缓解。予胸椎、颈椎手法调整，嘱患者进行肩关节锻炼，予以中药汤剂口服，守上方7剂，用法同上。

一周后随访，患者颈肩不适明显缓解。

【按语】患者长期伏案工作，颈肩部酸困、疼痛不适1个月，查体中叩顶试验和拔伸试验均阳性，结合影像学表现诊断为颈椎病。患者颈肩部酸困、疼痛不适，与长期伏案劳累、眠差、多梦有关。在询问患者病史过程中，笔者注意到患者情绪敏感、急躁易怒，近期工作量较大，长时间伏案低头，以致病情加重，影响工作、心情及睡眠。初诊予以颈椎骨错调整治疗方案，术毕患者颈肩部酸困、疼痛已有缓解，但症状仍未完全消除，给予舒筋活血祛痛膏，助阳益气，舒筋通络，嘱其回家放松心情，尽量避免劳累，注意病情变化。二诊患者颈部症状改善不明显，考虑是否脊柱整体出现问题，详细询问患者日常及工作习惯，得知其长时间久坐，习惯性跷二郎腿，进行腰椎检查后，予颈椎骨错调整、仰卧位调胸椎，中药汤剂如前，继续补气助阳、舒筋通络。建议患者行肩关节锻炼，以缓解颈肩部肌肉酸困不适，并嘱其放松心情，尽量避免劳累。一周后随访，患者症状明显改善。

脊柱是一个有机整体，由颈椎、胸椎、腰椎、骶尾椎构成，共同维持脊柱的稳定性，承担活动受力，当其中一段的结构发生变化时，为了维持整个脊柱的平衡，其他节段会做出代偿性改变。例如腰椎曲度发生了改变，力的传导随之发生相应变化，上传至颈椎，颈椎曲度及周围结构慢慢也会做出相应的改变，下传至骨盆、下肢时，骨盆会发生旋移，下肢会出现假性不等长，当其改变超出所能承受范围，进入失代偿期，脊柱稳定性就会丧失，随之引起相应的症状。本案中，在对颈椎进行全面调整后，症状仍未完全好转，考虑对脊柱其他节段及骨盆进行手法干预，对根源性失衡节段进行调整，相应症状即得到缓解。

病例4

【基本信息】李某，女，35岁。

【主诉】颈部疼痛不适2年，加重2月余。

【现病史】患者长期久坐低头后出现颈部疼痛不适，疼痛间断发作，发作时自行使用膏药、口服药物（具体不详）等治疗，疗效一般；2个月前颈部疼痛不适加重，遂来就诊。刻诊：患者神志清，精神一般，纳眠可，二便调。舌质暗红，脉弦。

【既往史】无特殊。

【专科查体】颈椎生理曲度变直，颈部肌肉触之僵硬，颈肩部广泛性压痛。颈椎活动无明显受限，前屈40°，背伸40°，侧弯45°，旋转70°。双侧上肢痛觉、温觉、触觉正常，无感觉分离。叩顶试验（＋），拔伸试验（＋），右侧臂丛神经牵拉试验（－），右侧椎间孔挤压试验（－），左侧臂丛神经牵拉试验（－），左侧椎间孔挤压试验（－），双侧肱二头、三头肌反射及桡骨膜反射正常，双侧霍夫曼征（－）。双臂运动、感觉、肌力可，双手精细动作正常，双下肢运动、感觉、肌力无异常。双下肢不等长：右下肢长。

【辅助检查】

颈椎正侧位片：颈椎生理曲度变直，序列可，椎体形态、密度可，C5/C6 椎间隙稍变窄。

颈椎张口位片：两侧寰枢关节间隙欠对称，左侧稍宽，棘突偏移。

腰椎正侧位片：腰椎生理曲度减小，序列规整，部分椎体缘可见轻度骨质增生影，L5/S1 椎间隙狭窄，L5 椎体双侧横突肥大并与骶骨形成假关节。

骨盆平片：双侧髋关节及骶髂关节对应关系可，关节间隙稍窄，关节缘骨质变尖，双侧股骨头形态可，股骨头颈部欠光整，双侧骶髂关节面硬化。

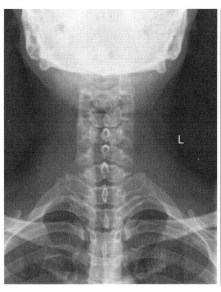
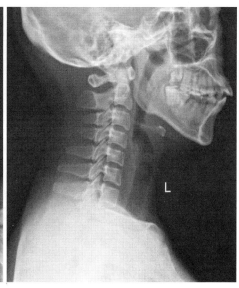

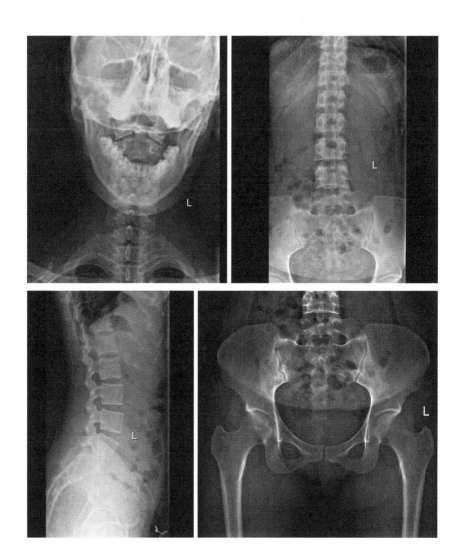

【诊断】

    西医诊断：颈型颈椎病。

    中医诊断：痹病，证属气滞血瘀。

【治疗经过】

    初诊（2023年9月11日）：予胸椎、颈椎手法调整，右侧卧蹬左腿，术后颈部疼痛明显缓解。

    【按语】患者颈部疼痛不适2年，加重2月余，结合专科查体和影像学检查可诊断为颈型颈椎病。患者平素伏案工作较多，不良姿势导致颈椎、腰椎关节错位，双下肢不等长，右下肢长。筋滞骨错，初诊时筋骨同治，以骨为先，进行颈椎、胸椎手法正骨复位，蹬左腿。术后患者双下肢长短差别不明显，颈部疼痛明显消失。嘱其回家放松心情，尽量避免劳累，注意病情变化，不适随诊。中医筋骨构架学注重整体观念，依据患者的颈椎影像学表现，不仅予以颈椎局部手法复位调整，还予以胸椎错缝调整。除手法治疗外，还要指导患者循序渐进地进行颈部肌肉的功能锻炼，以增强肌肉维护颈椎生理结构平衡的作用。

病例5

【基本信息】张某，女，54岁。

【主诉】颈部疼痛不适5月余。

【现病史】患者于长期伏案后出现颈部疼痛不适，偶有头晕，未予系统治疗。刻诊：患者神志清，精神一般，纳可，眠一般，二便调。舌质暗，脉弦。

【既往史】无特殊。

【专科查体】颈椎生理曲度变直，颈部肌肉触之僵硬，颈肩部广泛性压痛，颈部活动范围无明显受限，C5、C6棘突旁压痛明显。转头试验（−），叩顶试验（＋），头部垂直挤压试验（＋），臂丛神经牵拉试验（−），椎间孔挤压试验（−）。双侧上肢反射正常，双侧霍夫曼征（−）；双侧下肢反射正常，未见病理征。

【辅助检查】

颈椎正侧位片：颈椎生理曲度变直，序列尚可，C5/C6椎间隙稍变窄，椎体缘骨质增生变尖。

颈椎张口位片：两侧寰枢关节间隙欠对称，右侧稍宽，棘突未见明显偏移，左侧寰枢关节缘可见轻度台阶样变。

腰椎正侧位片：腰椎稍侧弯，生理曲度存在，序列规整，诸椎体缘骨质增生变尖，L4/L5、L5/S1椎间隙稍狭窄。

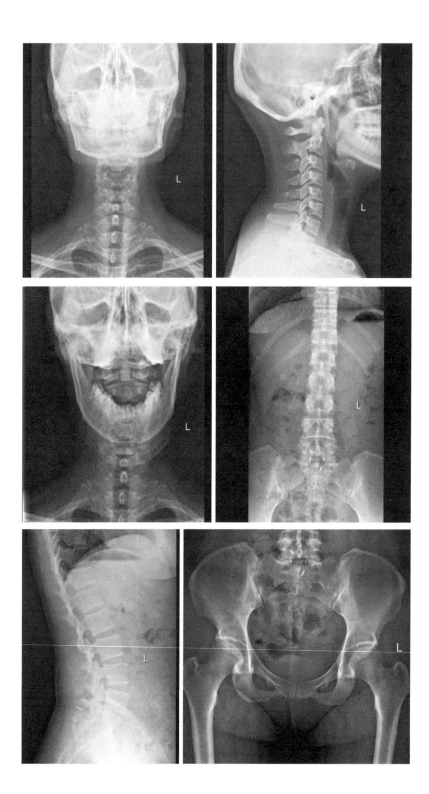

骨盆平片：双侧骶髂关节及双髋关节对应关系可，关节间隙狭窄，关节面硬化，关节缘骨质变尖，双侧股骨头形态及密度可，股骨头颈部骨质稍欠光整。

【诊断】

西医诊断：颈型颈椎病。

中医诊断：痹病，证属气滞血瘀。

【治疗经过】

初诊（2023年9月11日）：行颈椎提拉推顶术、胸椎提拉推顶术，调颈椎、胸椎；嘱患者仰卧位颈部缓慢抬起放下锻炼，以激活颈部屈伸肌群。

【按语】患者长期伏案劳累，颈部疼痛不适5月余，年逾五十，气血不足，查体中叩顶试验和头部垂直挤压试验均阳性，结合影像学可诊断为颈型颈椎病。偶有头晕，舌质暗，脉弦，与患者精神紧张相关，询问患者病史过程中，注意到患者近期工作量大，长时间伏案，休息时间缩短，以致病情加重。初诊予以颈椎、胸椎骨错调整治疗方案，仰卧位颈部抬起放下锻炼，术毕，颈部疼痛明显改善，嘱其避免长时间低头，不适随诊。

医者在手法治疗前应该对患者的颈椎影像学（包括X线、CT和MRI）和病情严重程度进行充分的评估，谨慎应用。正骨类手法操作时，要求用力要稳，短暂快速，不能越过解剖限制位；中医筋骨构架学注重整体观念，依据患者的颈椎影像学表现，不仅予以颈椎局部手法复位调整，还予以胸椎错缝调整。

病例6

【基本信息】赵某，女，50岁。

【主诉】颈肩部疼痛伴右上肢疼痛麻木3周。

【现病史】患者自诉3周前凌晨3点许出现颈肩部疼痛伴右上肢疼痛麻木，疼痛剧烈，活动受限，后至当地中医院住院，经液体输入、按摩、手法正骨、电疗等治疗后疼痛症状稍有改善，后又至其他医院门诊行针灸、电针治疗，效果不佳。为求得系统治疗，遂来我院就诊，门诊检查后以"神经根型颈椎病"为诊断收入我科。患者步行入病房，发病以来，神志清，精神差，颈肩部疼痛伴右上肢疼痛麻木，右手食指及掌面麻木明显，纳可，眠差，二便正常。舌质暗、苔薄白，脉沉细。

【既往史】无特殊。

【专科查体】颈椎生理曲度变直，颈夹肌触之僵硬，C5/C6 棘突上明显压痛，右上肢有明显放射痛，自右颈肩放射至右手臂，双侧肩井穴处无明显压痛及放射痛。双侧肩胛提肌处明显压痛，无放射痛。颈部活动范围无明显受限。转头试验（−），叩顶试验（−），头部垂直挤压试验（−），左侧臂丛神经牵拉试验（−），右侧臂丛神经牵拉试验（＋），左侧椎间孔挤压试验（−），右侧椎间孔挤压试验（＋），背伸旋转试验（−）。双侧霍夫曼征（−）。双上肢腱反射正常，末梢血循环可，右侧上肢肌力下降，约为 4 级，右肌张力、深浅感觉正常。双侧下肢腱反射正常，未见病理征。

【辅助检查】颈

颈椎侧位、斜位片：颈椎生理曲度反弓，序列尚可。项韧带钙化。C5/C6、C6/C7 椎间隙稍变窄，椎体缘骨质增生变尖。

颈椎张口位片：两侧寰枢关节间隙欠对称，棘突明显偏移，寰枢关节缘可见轻度台阶样变。

腰椎正位片：腰椎棘突略有旋转，诸椎体缘骨质增生变尖。

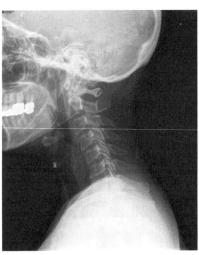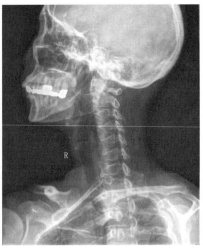

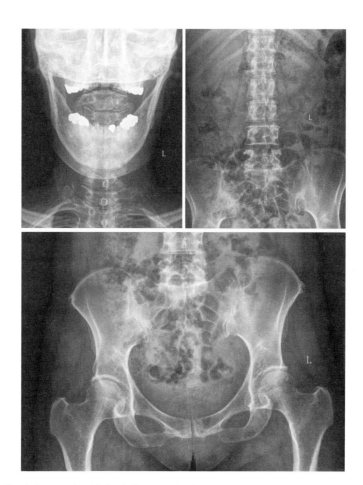

骨盆平片：双侧骶髂关节及双髋关节对应关系可，关节间隙狭窄，关节面硬化，关节缘骨质变尖。左侧髋臼缘高密度，双侧股骨头形态及密度可。

【诊断】

西医诊断：神经根型颈椎病。

中医诊断：筋骨病，证属气滞血瘀。

【治疗经过】

初诊（2023 年 9 月 1 日）：颈椎侧位、斜位、张口位 X 线检查示颈椎曲度变直，椎体旋转，棘突偏歪，C5/C6 椎间隙变窄。依据影像表现，予颈椎提拉推顶手法调整颈椎骨错。术毕，患者自觉肩颈部疼痛症状明显改善，右上肢麻木症状减轻。嘱其放松心情，尽量避免工作，休息观察。四诊合参，辨证施治，证属气滞血瘀、筋脉瘀阻，治以行气活血、通筋活络，予中药汤剂口服，方药如下：

当归 15g　白芍 12g　柴胡 10g　茯苓 15g　白术 15g

生姜 6g　薄荷 3g　木香 10g　姜黄 10g　枳壳 10g

炙甘草 10g　党参 15g　桂枝 12g　黄芪 15g

7 剂，水煎服，日 1 剂，早、晚温服。

二诊（2023 年 9 月 10 日）：患者诉肩颈部疼痛症状与右上肢麻木症状虽有改善，但回家后不久疼痛又加重。进行腰椎检查后，予腰椎正位、骨盆平片 X 线检查，回示骨盆旋转移位。予骨盆旋移调整手法：患者平躺，左下肢屈膝，左脚放置于右膝关节外侧，脚掌踏实诊疗床面，术者将其左膝关节向外向右肩关节方向推，患者左膝关节用力向外顶（调整骨盆左旋移位）。术毕，患者自觉右上肢麻木症状明显改善，查体可见双下肢等长。

三诊（2023 年 9 月 22 日）：患者神志清，精神可，情绪平和，自诉症状明显好转，夜眠情况也随之改善，查其颈腰部压痛也明显减轻。再次予二诊治疗操作，进一步调整稳固颈椎椎体。

【按语】患者长期伏案工作，肩颈部疼痛伴右上肢疼痛麻木 3 周，查体中右侧臂丛神经牵拉试验及右侧椎间孔挤压试验阳性，结合影像表现可诊断为神经根型颈椎病。在询问患者病史过程中，笔者注意到患者精神差，情绪敏感，易悲观，患者近期工作量较大，长时间伏案，以致病情加重，影响工作和心情。初诊予以颈椎骨错调整治疗方案，术毕，患者颈肩部疼痛已有缓解，但症状仍未完全消除，嘱其回家放松心情，尽量避免工作，观察病情变化。二诊患者诉症状未完全改善，考虑到颈椎局部骨错已进行调整，但症状仍未明显缓解，考虑是否脊柱整体出现问题，详细询问患者日常及工作姿态习惯，得知其久坐、习惯跷二郎腿，进行腰椎体格检查，予腰椎、骨盆 X 线检查，回示存在骨盆旋移问题，在进行骨盆手法调整后，患者症状得到明显缓解，依旧嘱其放松心情，尽量避免工作。1 周后复诊，患者症状明显改善。

脊柱是一个有机整体，由颈、胸、腰、骶尾椎构成，共同维持着脊柱的稳定性,承担活动受力,当其中一段的结构发生变化时,为了维持整个脊柱的平衡,其他节段会做出代偿性改变。例如腰椎曲度发生了改变,力的传导随之发生相应变化,上传至颈椎,颈椎曲度及周围结构慢慢也会做出相应的改变,下传至骨盆、下肢时,骨盆会发生旋移,下肢会出现假性不等长,当其改变超出所能承受范围,进入失代偿期,脊柱稳定性就会丧失,随之引起相应的症状。本案中,在对颈椎进行全面调整后,症状仍未完全好转,考虑对脊柱其他节段及骨盆进行手法干预,对根源性失衡节段进行调整,相应症状即得到缓解。

病例 7

【基本信息】李某,男,60 岁。

【主诉】颈部不适伴间断性头晕 7 个月,加重伴活动受限 1 个月。

【现病史】患者自诉 7 个月前因长时间低头、高血压导致颈部不适伴间断性头晕,休息后有所缓解。2023 年 4 月在某中医院就诊,诊断为"颈椎病",行针灸、牵引、腰透、中药渍渍、拔罐治疗后未见明显好转。2023 年 5 月在当地社区医院行针灸、正骨、输液治疗后症状加重,伴转头活动受限。2023 年 8 月在某中医院行针灸、正骨治疗后未见明显好转,出现颞区疼痛麻木。为求进一步治疗,遂来我院就诊,门诊以"颈椎病"收治我科。患者步入病房,神志清,精神尚可,纳眠可,二便正常。自诉按压双侧颞区可伴随头晕、血压上升(测量)。患者面色欠润,体型适中,毛发黑、浓密润泽、语言清晰、流利,呼吸平稳,腹部未及疼痛、腹胀、痞满、积聚、肿块。舌质淡、苔薄白,脉弦细。

【既往史】高血压 7 个月(药物控制下高压 115~135mmHg,低压 60~80mmHg)。入院前用药情况:盐酸倍他司汀 4mg/ 片,2 片,每日 3 次;缬沙坦钠片 100mg/ 粒,2 粒,每日 1 次;琥珀酸美托洛尔缓释片(倍他乐克)47.5mg/ 片,半片,每日 1 次。

【专科查体】颈椎生理曲度变直,颈夹肌触之僵硬,C2/C4 棘突上明显压痛，无明显放射痛，其他棘突上无明显压痛及放射痛；双侧肩井穴处有明显压痛及放射痛；双侧肩胛提肌处明显压痛，无放射痛。颈部活动范围无明显受限。转头试验（+），活动受限，转头不适；叩顶试验（-），头部垂直挤压试验（-），双侧臂丛神经牵拉试验（+），双侧椎间孔挤压试验（+），背伸旋转试验（-）。双侧霍夫曼征（-）。双上肢腱反射正常，末梢血循环可，双侧上肢肌力、肌张力、深浅感觉正常，双侧下肢腱反射正常，未见病理征。

【辅助检查】

颈椎正斜位、张口位片：颈椎生理曲度存在，序列可，部分椎体缘骨质变尖，椎间隙尚可，C3/C4左侧椎间孔稍变小。张口位示两侧寰枢关节稍不等宽，右侧稍宽、左侧稍窄，棘突偏移。

腰椎正位片：考虑腰椎骶化，腰椎生理曲度存在，序列欠规整，L2椎体稍向后移位，椎体缘骨质变尖，L1~L5椎间隙变窄。椎旁软组织内未见明显异常密度影。

骨盆平片：双侧髋关节对应关系可，关节边缘骨质增生、硬化，双侧股骨头形态完整、密度均匀。双侧骶髂关节对合关系可，关节间隙变窄，关节面骨质硬化。

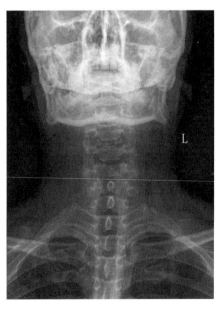
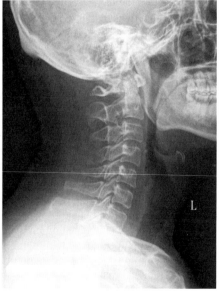

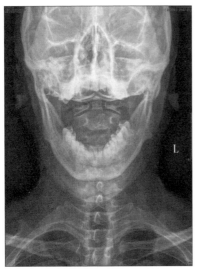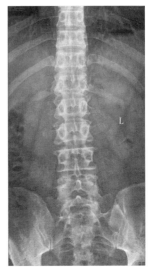

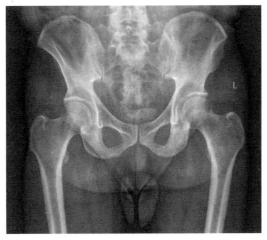

【诊断】

西医诊断：①颈椎病；②头晕。

中医诊断：筋骨病，证属气阴两虚夹瘀。

【治疗经过】

初诊（2023 年 9 月 7 日）：手法调颈椎，中药汤剂口服，方药如下：

党参 12g　丹参 15g　苦参 15g　北沙参 15g　茯苓 15g

茯神 15g　醋郁金 15g　炙甘草 6g　天麻 15g　钩藤 10g

金盏银盘 30g　炒茺蔚子 30g　罗布麻叶 30g　北柴胡 12g

炒川楝子 12g　佛手花 15g　贯叶金丝桃 45g

7 剂，水煎服，浓煎 100mL，日 1 剂，分 2 次口服。

二诊（2023 年 9 月 14 日）：予仰卧位调胸椎；调颈椎。

【按语】患者长期伏案工作，颈部不适伴间断性头晕 7 个月，加重伴活动受限 1 个月，专科查体中转头试验、双侧臂丛神经牵拉试验、双侧椎间孔挤压试验阳性，结合影像学诊断为颈椎病。患者颈部不适伴头晕，笔者认为与患者年龄大（年届六十）、长期伏案劳累及高血压有关，脑部动脉粥样硬化，气阴两虚夹瘀，造成头部供血不足。初诊予以颈椎骨错调整治疗方案，术毕颈部不适已有缓解，但症状仍未完全消除，开中药汤剂补气滋阴、活血化瘀。嘱其放松心情，尽量避免劳累，注意病情变化。二诊患者头晕症状改善不明显，考虑是否脊柱整体出现问题，详细询问患者日常及工作习惯，得知其长期久坐，进行腰椎体格检查，予颈椎骨错调整、仰卧位调胸椎。依旧嘱咐患者放松心情，尽量避免工作。1 周后复诊，患者症状明显改善。脊柱是一个整体，治疗时切不可只头痛医头、脚痛医脚，应注重中医的整体审查，辨证论治。在对颈椎进行全面调整后，症状仍未完全好转，考虑对脊柱其他节段及骨盆进行手法干预，对根源性失衡节段进行调整，相应症状即得到缓解。

病例 8

【基本信息】马某，女，34 岁，办公室文员。

【主诉】颈背部僵硬不适 2 年，偶见左手麻木 2 个月。

【现病史】患者 2 年前劳累后出现颈背部疼痛，伴有双侧肩胛骨内侧缘疼痛，右侧腰部偶见酸痛，休息后症状稍缓解。间断至按摩店行按摩等治疗后稍缓解。上述症状持续反复，近 2 个月来出现睡觉时偶尔左手第三、四指麻木症状，现为求系统诊治，遂至我院就诊。刻诊：舌质红，脉弦。

【既往史】无特殊。

【专科查体】双侧肩胛骨略不等高，左肩稍高，右肩稍低。颈椎生理曲度变直。颈椎椎旁压痛，按压时无放射痛放射至两侧肩胛内侧，双侧肩井穴处压痛。颈椎活动度无明显受限，前屈 40°，背伸 40°，侧弯 45°，旋转70°。叩顶试验（－），拔伸试验（－），右侧臂丛神经牵拉试验（－），右侧椎间孔挤压试验（－），左侧臂丛神经牵拉试验（＋），左侧椎间孔挤压试验（－）。双侧霍夫曼征（－）。双下肢不等长，右下肢较左下肢长。L4/L5、L5/S1 棘突旁压痛，无叩击痛，不伴有下肢放射痛。

【辅助检查】

颈椎正侧位片：颈椎序列可，曲度变直，椎体大体形态及密度可，C3～C5 椎间隙变窄。

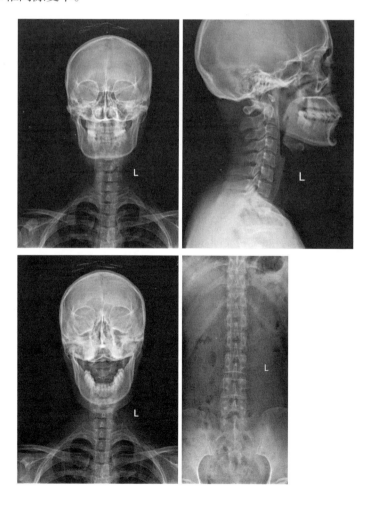

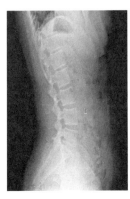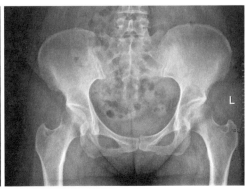

颈椎张口位片：双侧寰枢关节间隙欠对称，左侧稍窄、右侧稍宽，棘突略偏移。

腰椎正侧位片：腰椎生理曲度可，序列可；腰段诸椎体形态及密度可；L5/S1 椎间隙稍狭窄。

骨盆平片：未见明显异常。

【诊断】

西医诊断：神经根型颈椎病。

中医诊断：项痹，证属气滞血瘀。

【治疗经过】调颈椎（调寰枢关节半脱位、调整棘突偏移）。左侧卧蹬右腿（调整双下肢不等长）：患者左侧卧于诊疗床，右下肢屈髋屈膝包绕过术者腰部，术者腰部用力给予患者阻力，同时嘱患者右下肢向后下方伸髋抗阻，重复 3 次。术毕，患者即感到疼痛减轻、活动轻快，再查体，示双下肢基本等长。

【按语】该患者为办公室文员，长期伏案工作，久坐，长期的不良姿势造成了颈椎的骨错，致使通过椎间孔的神经根受到挤压，从而出现上肢麻木的症状。查颈椎 X 线片结合查体体征可发现，该患者颈椎存在椎体旋转、棘突偏歪，予颈部提拉推顶手法调整颈椎后，患者自觉颈肩部不适及麻木症状有所改善，但仍有残余症状，此时对颈椎的"骨错"点已全部进行纠正，所以我们将目光放到整体——脊柱-骨盆-下肢的整体力线。经查体发现患者存在双下肢不等长，予左侧卧右腿抗阻蹬腿法调整后，再查双下肢等长，患者诉症状进一步减轻。

中医筋骨构架学强调整体观，认为人体是一个有机整体，构成人体的各个组成部分在结构上不可分割，在功能上相互协调、相互作用，在病理上相互影响；而脊柱－骨盆－下肢作为一个整体，双下肢不等长会导致整体力线的改变，可对骨盆、脊柱造成影响；当颈椎椎体序列结构发生变化时，脊柱整体力线发生改变，脊柱－骨盆－下肢整体力线也随之改变，造成骨盆旋移、双下肢不等长的表现。中医筋骨构架学整体观念指导下的筋骨疾病诊疗思路，既注重对原发筋骨结构改变部位的纠正，也注重对原发部位对整体造成的结构改变的纠正，整体与局部兼顾，辨明筋骨结构病变所处的位置，思考其形成的根本原因，关注其所造成的整体改变，在此思维方法指导下，形成了脊柱－骨盆－下肢同治的临床治疗方法。

病例 9

【基本信息】白某，男，52 岁。

【主诉】颈部疼痛不适及双手指麻木不适 1 年余。

【现病史】患者于 1 年前伏案工作后出现颈肩部不适疼痛伴左上臂疼痛、双手手指麻木，头部不能左右转侧、俯仰，左右转侧、俯仰则疼痛加重，休息后未见缓解。后在某医院住院行针灸、推拿、冲击波治疗，症状稍有缓解。后症状反复，于 2023 年 3 月、4 月两次在我院住院行系统治疗后好转出院。近日来自觉症状反复，疼痛时口服艾瑞昔布片，0.1g，早、晚各 1 片。今为求进一步治疗，来我院门诊就诊。刻诊：舌质红、苔薄白，脉弦。

【既往史】无特殊。

【专科查体】双下肢：俯卧位时，基本等长，右足略高。颈椎生理曲度变直，颈部肌肉触之僵硬，颈肩部广泛性压痛，左侧肩胛骨内侧缘中上段压痛明显，活动受限，低头 5°，仰头 20°，左转 25°，右转 25°。颈部中上段棘突旁压痛明显。转头试验（＋），叩顶试验弱阳性，左侧臂丛神经牵拉试验（＋），右侧臂丛神经牵拉试验（－），双侧椎间孔挤压试验（＋）。双侧肱二头、三头肌反射及桡骨膜反射正常，双侧霍夫曼征（－），双臂运动、感觉、肌力可。

【辅助检查】

颈椎张口位片：双侧寰枢关节稍显不对称，左侧稍显变窄，枢椎棘突稍显左侧偏移。

颈椎侧位片：颈椎生理曲度变直，序列可，C3～C7椎间隙变窄，椎体缘骨质增生。

颈椎双斜位片：C3～C6双侧椎间孔变窄。

腰椎正侧位片：腰椎侧弯，序列规整，生理曲度存在，椎体缘可见骨质增生及变尖影。L2/L3、L3/L4、L4/L5、L5/S1椎间隙变窄。

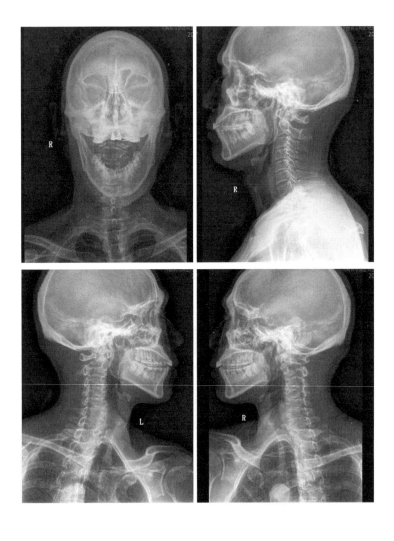

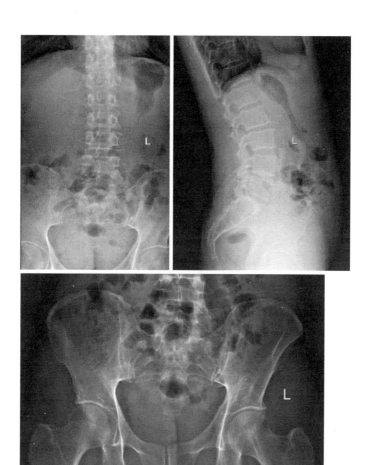

　　骨盆平片：双侧髋关节及骶髂关节对应关系可，关节间隙稍窄，关节缘骨质变尖，双侧股骨头形态可，股骨头颈部欠光整。

【诊断】

　　西医诊断：神经根型颈椎病。

　　中医诊断：项痹，证属气滞血瘀。

【治疗经过】

　　初诊（2023 年 8 月 28 日）：左侧卧屈髋屈膝对抗蹬右腿手法；腰椎颠法（L4）；手法调颈椎。患者颈部不适感及双手指麻木均有缓解。

【按语】 该患者长期久坐，经常不自觉跷二郎腿。跷二郎腿的不良姿势在日常生活中极其常见，长期跷二郎腿会对脊柱、骨盆构架造成严重影响，会出现如腰椎侧弯、骨盆旋移、阴阳脚等一系列构架问题。考虑该患者为长期不良姿势引起的脊柱－骨盆－下肢的整体构架改变，从构架整体入手治疗，兼顾颈椎局部问题和腰椎、骨盆等的整体问题，是中医筋骨构架学中典型的上病下治运用案例。结合查体及影像学检查发现该患者存在阴阳脚、腰椎侧弯、腰椎体不稳、颈椎寰枢关节半脱位、颈椎棘突偏歪等构架问题，予左侧卧屈髋屈膝对抗蹬右腿手法纠正阴阳脚，腰椎颤法纠正腰椎椎体不稳，颈椎提拉推顶手法纠正颈椎棘突偏歪、寰枢关节半脱位，解决了整体构架问题，该患者的颈肩部不适症状得到明显缓解。

病例 10

【基本信息】 拜某，女，40岁。

【主诉】 头晕、恶心伴左上肢间断性疼痛、麻木1周。

【现病史】 患者1周前无明显诱因出现头晕、恶心。伴左上肢间断性疼痛、麻木，休息后未见明显缓解，今为求系统保守治疗，遂来就诊。刻诊：神志清，精神差，步入病房。自发病之日起，饮食可，睡眠可。舌质淡、苔薄，脉弦细。

【既往史】 无特殊。

【专科查体】 颈项肌紧张。颈椎活动受限：屈曲40°，后伸20°，侧屈30°，旋转30°。C3/C4、C4/C5棘间隙及左侧压痛（＋），左侧放射痛；双侧肩胛骨内侧缘压痛（＋）。双侧椎间孔挤压试验（＋），左侧臂丛神经牵拉试验（＋），右侧臂丛神经牵拉试验（－）。双上肢肌张力对称无异常，双上肢肌力无明显减退。左侧霍夫曼氏征（－），右侧霍夫曼征弱阳性。

【辅助检查】

颈椎张口位片：双侧寰枢关节稍显不对称，右侧寰枢椎边缘可见台阶征，棘突未见明显偏移。

颈椎侧位片：颈椎生理曲度反弓，序列规整，C3～C7椎间隙变窄，部分椎体缘骨质增生。

颈椎双斜位片：C3～C6左侧椎间孔变窄。

腰椎正侧位片：腰椎侧弯，序列规整，生理曲度存在，椎体缘可见骨质增生及变尖影。

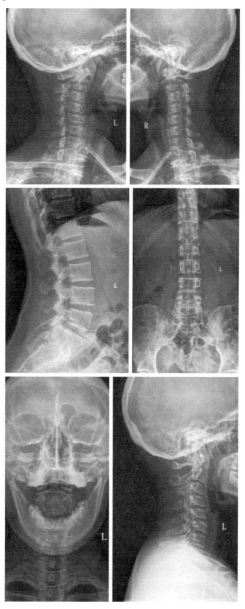

【诊断】

西医诊断：混合型颈椎病。

中医诊断：筋骨病，证属气血亏虚。

【治疗经过】患者于2023年6月5日入院，予颈椎提拉推顶手法调整颈椎骨错，改善颈椎曲度，术毕，患者自觉头晕、恶心症状改善，左上肢疼痛、麻木稍缓解，嘱其放松心情。2023年6月12日患者诉头晕症状虽有改善，但心慌和上肢疼痛、麻木存在，行腰椎专科查体发现腰部压痛，双下肢不等长，骨盆向左侧旋转，遂行骨盆旋移调整手法：患者平躺，左下肢屈膝，将左脚放置右膝关节外侧，脚掌踏实诊疗床面，术者将左膝关节向外向右肩关节方向推，患者左膝关节用力向外顶（调整骨盆左旋移位）。术毕，患者自觉头晕、心慌和上肢疼痛、麻木明显改善，查体可见双下肢等长。2023年6月21日出院时患者神志清，精神可，情绪平和，自诉症状明显好转，查其颈腰部压痛也明显减轻。再次予二诊治疗操作，进一步调整颈椎，稳固腰椎及骨盆。

上述正骨复位共3次，其间分别给予牵引、中药熏洗、热敷等松筋养筋骨治疗，配合口服院内补气血、强筋骨类制剂养血止痛丸和芪仲腰舒丸，内外兼治、筋骨并重。出院后佩戴颈托支撑稳定结构，加强功能锻炼，强化肌肉力量，达到筋骨平衡的效果。

病例 11

【基本信息】肖某，女，48岁。

【主诉】颈部疼痛不适伴右肩关节酸痛2个月，加重1周。

【现病史】患者2个月前劳累后出现颈部疼痛伴右肩关节疼痛，经住院治疗后症状缓解。1周前无明显诱因出现颈部疼痛不适伴右肩关节酸痛，休息后未见明显缓解，今为求系统保守治疗，遂来就诊。刻诊：患者神志清，精神可，步入病房，自发病之日起，饮食可，睡眠可，二便正常。舌质淡暗、苔薄，脉细涩。

【既往史】无特殊。

【专科查体】颈部外观无畸形。触诊颈部生理曲度变直，颈夹肌触之僵硬，C5/C6 棘突上明显压痛，无明显放射痛，其他棘突上无明显压痛及放射痛。双侧肩井穴处无明显压痛及放射痛。双侧肩胛提肌处明显压痛，无放射痛。颈部活动范围无明显受限。转头试验（＋），叩顶试验（＋），头部垂直挤压试验（－），双侧臂丛神经牵拉试验（－），双侧椎间孔挤压试验（－），背伸旋转试验（－）。双侧霍夫曼征（－）。双上肢腱反射正常，末梢血循环可，双侧上肢肌力、肌张力、深浅感觉正常，双侧下肢腱反射正常，未见病理征。

【辅助检查】

颈椎张口位片：双侧寰枢关节稍显不对称，枢椎棘突稍显右侧偏移。

颈椎侧位片：颈椎生理曲度反弓，序列可，C3～C7 椎间隙变窄，椎体缘骨质增生变尖。

颈椎双斜位片：C3～C6 双侧椎间孔变窄。

【诊断】

西医诊断：颈椎病。

中医诊断：筋骨病，证属气滞血瘀。

【治疗经过】患者于 2023 年 5 月 9 日入院，予颈椎提拉推顶手法调整颈椎骨错，改善颈椎曲度，术毕，患者自觉颈部疼痛不适伴右肩关节酸痛

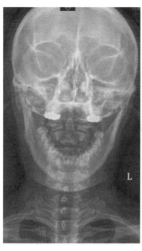
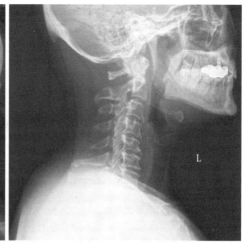

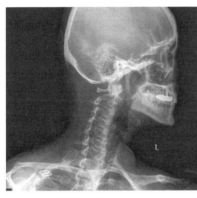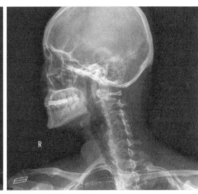

稍有改善，嘱其放松心情、配合常规松筋治疗。2023 年 5 月 16 日患者诉颈部疼痛症状虽有改善，但右肩关节酸痛存在，又予颈椎提拉推顶手法调整颈椎骨错，改善颈椎曲度，术毕，患者诉症状改善，查体颈部压痛缓解。2023 年 5 月 25 日出院时患者神志清，精神可，情绪平和，自诉症状明显好转，查其颈部压痛也明显减轻。再次予二诊治疗操作，进一步调整颈椎曲度。

上述正骨复位共 3 次，其间分别给予牵引、中药熏洗、热敷等松筋养筋骨治疗，配合口服院内制剂颈痛消丸，内外兼治、筋骨并重。出院后佩戴颈托支撑稳定结构，加强功能锻炼，强化肌肉力量，达到筋骨平衡的效果。

病例 12

【基本信息】薛某，男，65 岁。

【主诉】颈部疼痛不适伴头昏、脚踩棉花感 1 年余。

【现病史】患者 1 年前无明显诱因出现颈部疼痛不适伴头昏、脚踩棉花感，影响日常生活，步态不稳，休息后未见明显缓解，今为求系统保守治疗，遂来我院就诊。刻诊：患者神志清，精神可，步入病房，自发病之日起，饮食可，睡眠可，双耳听力下降。舌质淡、苔薄，脉弦细。

【既往史】无特殊。

【专科查体】颈椎无侧弯、后凸、扭转畸形及强迫体位，颈椎生理曲度变直，颈部肌肉触之僵硬；C5/C6 棘间隙及双侧棘旁压痛，按压时无明显放射痛；双侧肩井穴处压痛；双侧颞部无压痛，无眼震。颈椎活动明显受限，前屈 35°，背伸 15°，右侧屈 45°，左侧屈 15°，旋转 70°。双侧上肢痛觉、温觉、触觉正常，无感觉分离。叩顶试验（＋），拔伸试验（＋），双侧臂丛神经牵拉试验（－），双侧椎间孔挤压试验（－）。双侧霍夫曼征（＋）。

【辅助检查】

颈椎张口位片：寰枢关节显示不清。

颈椎侧位片：颈椎生理曲度变直，序列可，C3～C7 椎间隙变窄，椎体前缘骨质增生变尖。

颈椎双斜位片：C3～C6 双侧椎间孔变窄。

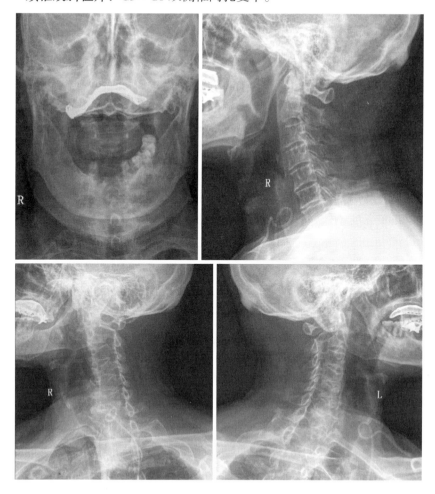

【诊断】

西医诊断：脊髓型颈椎病。

中医诊断：筋骨病，证属肝肾亏虚。

【治疗经过】患者于 2023 年 4 月 14 日入院，予颈椎提拉推顶手法复位、胸椎错缝手法调整，术毕患者自觉头昏症状减轻。因患者精神紧张，对部分错位点未进行调整，嘱其下次再来进行调整。2023 年 4 月 21 日患者诉头晕头疼症状有所缓解，夜眠情况亦有所改善，双下肢酸软无力及踩棉花感较前减轻。再次予颈椎手法复位、胸椎错缝手法调整，术毕患者自觉症状减轻。2023 年 5 月 4 日出院时患者诉症状较前缓解，查体颈部压痛明显减轻，手诊有颈椎关节突，关节还略有高凸，予颈椎提拉推顶手法复位，佩戴颈托固定。

上述正骨复位共 3 次，其间分别给予牵引、中药熏洗、热敷等松筋养筋骨治疗，配合口服我院内部制剂养血止痛丸、芪仲腰舒丸，内外兼治、筋骨并重。出院后佩戴颈托支撑稳定结构，加强功能锻炼，强化肌肉力量，达到筋骨平衡的效果。

【按语】病例 14、15、16 中三位患者平素低头伏案工作均较多，不良姿势导致颈椎、胸椎关节错位。筋滞骨错，初诊以筋骨同治、以骨为先、内部中药制剂调整为主要思路，进行颈椎、胸椎、腰椎、骨盆手法正骨复位。考虑到患者长时间低头，且情绪紧张，精神压力大，身心都存在问题，嘱其放松心情，尽量避免工作；颈部肌肉力量过于薄弱，筋不束骨，嘱咐其着重加强颈部肌肉力量锻炼，复位后予颈托佩戴。因复位过程中患者过于紧张或颈椎间盘突出块过大、症状较重，手法宜轻，遂分多次进行调整，后续诊治皆遵循筋骨并治、以骨为先的治疗原则。

脊髓型颈椎病是颈椎病分型中最为严重的一型，大多患者病情复杂，发病时间绵长，久治不愈，严重者需手术治疗；椎动脉型颈椎病容易因体位改变诱发眩晕，病情急骤，其诊治亦需格外谨慎。医者在手法治疗前应该对患者的颈椎影像学（包括 X 线、CT 和 MRI）和病情严重程度进行充分的评估，谨慎应用。正骨类手法操作时，要求用力要稳，短暂快速，不能越过解剖限制位。中医筋骨构架学注重整体观念，依据患者的颈椎影像学表现，不仅予以颈椎局部手法复位调整，还予以胸椎错缝调整。手法治疗外，配合颈托固定，以减少神经及椎间关节损伤，为颈椎提供相对稳定的修复环境，亦可作为患者乘坐交通工具时的预防性保护措施；并指导患者循序渐进地进行颈部肌肉的功能锻炼，以增强肌肉维护颈椎生理结构平衡的作用。

病例 13

【基本信息】冯某，女，40 岁。

【主诉】颈背部酸痛 1 年，加重伴活动受限 1 天。

【现病史】患者 1 天前受凉后出现颈部疼痛症状，痛感强烈，影响睡眠。今为求明确诊断及治疗前来我院就诊，门诊诊查后予"颈椎病"诊断，并以此诊断收治入院。刻诊：神志清，精神可，自行步入病房，自发病之日起，饮食可，睡眠可，二便可。舌质红、苔白，脉数。

【既往史】无特殊。

【专科查体】颈部外观无明显畸形。触诊颈椎生理曲度变直，颈夹肌触之僵硬，C5/C6 棘突上明显压痛，无明显放射痛，其他棘突上无明显压痛及放射痛。双侧肩井穴处压痛明显，无放痛。双侧肩胛提肌处明显压痛，无放射痛。颈部活动范围无明显受限，左右旋时有明显痛感。转头试验（＋），叩顶试验（＋），头部垂直挤压试验（－），双侧臂丛神经牵拉试验（－），双侧椎间孔挤压试验（－），背伸旋转试验（－）。双侧霍夫曼征阴性。双上肢腱反射正常，末梢血循环可，双侧上肢肌力、肌张力、深浅感觉正常；双侧下肢腱反射正常，未见病理征。

【辅助检查】

颈椎正侧位片：C3/C4、C4/C5 椎间盘病变可能。颈椎曲度反弓。

颈椎张口位片：考虑寰枢关节失稳。

颈椎 MRI：C2/C3、C5/C6 椎间盘变性、突出（中央型），C3/C4、C4/C5、C6/C7 椎间盘变性、突出（左旁中央型）伴左侧侧隐窝稍狭窄。颈椎轻

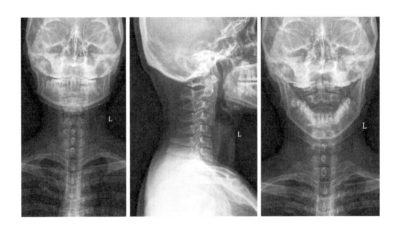

度退行性变。

【诊断】

西医诊断： 背痛。

中医诊断： 伤筋，证属寒湿阻络。

【治疗经过】 患者住院治疗后疼痛较著，予颈部轻手法放松后行颈部整复治疗，治疗后患者顿觉背部痛感减轻。随后每日予颈部中药熏洗、中药渍渍等治疗，配合颈胸结合部温针灸，症状日渐减轻。待疼痛基本缓解后，再次为患者行颈部整复，恢复颈椎曲度，疗程 12 日，症状基本缓解，告知患者相关注意事项及功能锻炼方法后患者出院。

【按语】 患者为年轻女性，平日伏案办公较多，加之家务繁重，筋肉因之劳损，此为患病之基础，患者虽感肌肉酸困疼痛，但并未系统治疗及运动康复。筋肉劳损日久及骨，颈椎 X 线片可见明显关节突紊乱、寰枢椎不对称、颈椎曲度反弓等征象。依据中医筋骨构架学理论，骨的构架错乱进一步加剧筋损伤的程度，疾病进入恶性循环，疼痛频发。远端机体的代偿能力使这种损伤尚处于能够自我修复的阶段，形成劳损与修复的脆弱平衡。而患者因天气炎热，腠理开泄，骤然进入寒凉环境，机体代偿不及，平衡被瞬间打破，暴发性的疼痛随之而来。中医筋骨构架理论创造性地提出"筋骨并重，以骨为先"理论。接诊时患者正处于疼痛暴发状态，背痛彻肩，从肩及肘，转侧困难。患者疼痛在背，其病机在于受寒，病根在颈。治病必求于本，当优先正骨，调整脊柱小关节紊乱及关节间隙不对称等明显的影像学征象，辅以温热舒适性治疗，促进寒邪排出，故而瞬觉痛减。进一步予以小重量牵引、针刺及手法等治疗，纠正因劳损导致的筋肉劳损。待病情稳定后再次正骨，恢复正常生理曲度，配合颈肩部功能锻炼，诸症悉除。

病例 14

【基本信息】杜某，女，43 岁。

【主诉】间断性颈部、头面部疼痛 5 年余，复发 1 周。

【现病史】患者自诉 5 年前连续熬夜加班伏案工作后出现颈部、肩背部疼痛，疼痛可牵涉左侧头面部、前额，疼痛剧烈时伴恶心、呕吐、眼部发胀，间断性发作，休息、按摩后可缓解，每于劳累、着凉、熬夜伏案后发作，曾间断针灸、热敷、按摩、牵引，以及口服抗炎止痛药物治疗，病情时轻时重，反复不愈。近 1 周，长时间从事文案工作后，颈部、头面部疼痛逐渐加重，为求系统诊疗，特来我院就诊，门诊检查后以"枕大神经痛、颈椎病"收治入院。入院以来，患者神志清、精神可，睡眠欠佳，二便正常。

【既往史】无特殊。

【专科查体】颈部外观无畸形，触诊颈椎生理曲度变直，颈夹肌触之僵硬，寰枕筋膜紧张，局部可触及软组织呈条索样、结节样改变，有压痛，疼痛可放射至左侧枕部、颞部及前额，C5/C6 棘突上明显压痛，其他棘突上无明显压痛及放射痛。双侧肩井穴处无明显压痛及放射痛。双侧肩胛提肌处明显压痛，无放射痛。颈部活动范围无明显受限。转头试验（－），叩顶试验（－），头部垂直挤压试验（－），双侧臂丛神经牵拉试验（－），双侧椎间孔挤压试验（－），背伸旋转试验（－）。双侧霍夫曼征（－）。双上肢腱反射正常，末梢血循环可，双侧上肢肌力、肌张力、深浅感觉正常，双侧下肢腱反射正常，未见病理征。

【辅助检查】

颈椎张口位 DR：寰枢关节失稳。

颈椎正侧位 DR：生理曲度变直，C3/C4、C4/C5 椎间盘病变可能，项韧带钙化。

颈椎 MRI：C4/C5 椎间盘变性、突出（中央型）；C5/C6 椎间盘变性、突出（右旁中央型）。C2 椎体内异常信号，考虑脂肪沉积。考虑 C5～C7 右侧椎间孔、C7～T1 双侧椎间孔内神经根袖囊肿。颈椎退行性变。

腰椎正侧位片：腰椎序列可，腰椎曲度较大，无明显侧弯，腰椎棘突略有旋转，诸椎体缘骨质增生变尖。

骨盆平片：双侧骶髂关节及双髋关节对应关系可，关节间隙狭窄，关节面硬化，关节缘骨质变尖，左侧髋臼缘高密度，双侧股骨头形态及密度可。

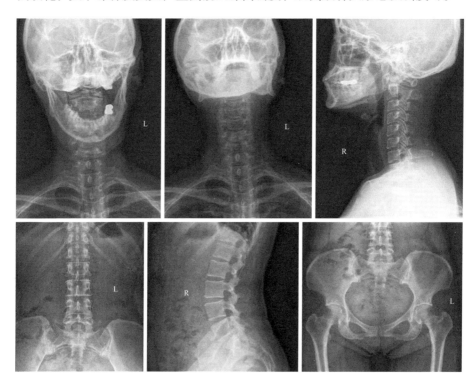

【诊断】

西医诊断：①枕大神经痛；②颈椎病。

中医诊断：项痹病，证属血瘀气滞。

【治疗经过】

初诊（2023 年 6 月 30 日）：

查体：患者平卧，双下肢不等长，左下肢稍长，诉主动抬举左下肢较右下肢费力，嘱患者屈肘内收上臂，术者拉住患者右上臂给予外力对抗，同时嘱患者抬举左下肢，感觉较前轻松，结合患者腰椎片、骨盆平片，考虑患者骨盆前倾、左侧稍低。

治疗：纠正骨盆、骶尾椎前倾、侧倾及旋转。嘱患者右侧卧位，左下肢屈曲，右下肢保持伸直，术者立于患者身前，以腹部抵住患者屈曲的左侧大腿后侧，嘱患者腰腹发力推挤术者，术者给予对抗，持续5～10秒后，放松；进一步屈曲患者左下肢，嘱患者再次腰腹发力推挤术者，持续5～10秒，放松；再进一步屈曲患者左下肢，使其大腿前侧尽量靠近胸腹部，嘱患者再次腰腹发力推挤术者，持续5～10秒后放松。术毕，患者起身正常行走活动，诉头颈部发紧、发胀感减轻，自觉颈部轻松。重复上述治疗，每日2～3次。结合患者症状、舌脉，另予汤药口服，方药如下：

制附子10g　醋龟甲12g　黄柏12g　砂仁20g

炙甘草10g　炮姜10g　肉桂6g

7剂，水煎服，日1剂，早晚分服。

二诊（2023年7月7日）：患者诉颈部、头面部疼痛较前减轻，偶有发作，但疼痛程度、持续时间均有明显缓解。结合影像学，予颈椎、胸椎提拉推顶手法正骨，调整寰枢椎、C5、C6及颈胸结合段椎体位置，纠正颈椎力线及寰枢关节错缝，术毕患者诉头颈部感觉轻松。另予汤药口服，方药如下：

熟地黄90g　盐巴戟天30g　麦冬30g　醋五味子6g

茯苓15g　肉桂3g

7剂，水煎服，日1剂，早晚分服。

三诊（2023年7月13日）：患者诉颈部、头面部疼痛明显缓解，无明显复发，偶有颈部僵硬、头面部发紧感。治疗：结合影像，再次予以调整骨盆治疗、颈椎手法。另予口服汤药，方药同上，剂量及用法亦同上。

治疗后患者颈部僵硬、头面部发紧感进一步缓解。

【按语】患者为长期伏案工作者，脊柱、骨盆长时间处于屈曲、前倾位，致使核心肌群和筋膜等过度紧张、劳损，骨盆及脊柱椎体关节等发生错缝、旋移。患者症状表现在颈部不适、枕大神经区域疼痛，综合来看，是由于脊柱、骨盆整体姿势及功能异常所致，故治疗时逐步纠正骨盆、颈椎、胸椎位置，理筋正骨，骨正而筋柔。患者长期熬夜工作，劳神费力，以致肾阴亏虚、虚火上炎，辅以引火汤，以补水滋阴、引火归元，达到内外同治的目的。

病例 15

【基本信息】孙某，女，56岁。

【主诉】颈肩部酸痛伴双手麻木半年余。

【现病史】患者半年前劳累后出现颈肩部酸困、疼痛，颈部转动时"弹响"，伴双手麻木，右手重于左手，且间断性出现心慌、胸闷、头晕、视物模糊、出虚汗、全身乏力、失眠等症状，曾间断"按摩"治疗，病情稍有缓解，来我院前于其他医院被诊断为"冠状动脉粥样硬化性心脏病、心律失常、焦虑"，经对症处理后病情未见明显改善，今为求进一步治疗，特来我院就诊，门诊诊查后给予"交感神经型颈椎病"诊断，并以此诊断收治我科。患者入院时神志清，精神可，步入病房，自发病之日起，饮食可，睡眠欠佳，二便可。舌质淡暗、苔薄白，脉弦。

【既往史】无特殊。

【专科查体】颈椎生理曲度变直，颈椎前屈、后伸、左右侧弯及左右旋转活动轻度受限，颈部后伸时可诱发双手麻木，颈部肌肉紧张，C3～C7椎体棘突及棘突两侧压痛。转颈试验（＋），压顶试验（＋），双侧椎间孔挤压试验（＋），双侧臂丛神经牵拉试验（＋）。双侧肱二头肌、肱三头肌、尺骨膜、桡骨膜反射可，双上肢肌力可，双侧霍夫曼征（－）。

【辅助检查】

颈椎正侧位片：C3/C4、C5/C6、C6/C7椎间盘病变可能，C3/C4、C6/

C7、C7/T1 双侧椎间孔及 C4/C5、C5/C6 左侧椎间孔略窄。考虑寰枢关节失稳，颈椎退行性变。

腰椎正侧位片：L4/L5、L5/S1 椎间盘病变可能，腰椎退行性变。

骨盆平片：双侧骶髂关节及双髋关节退行性变，双侧股骨头密度稍欠均匀，双髋关节撞击综合征可能，请结合临床及 MR 检查协诊。

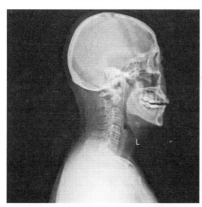
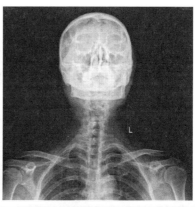
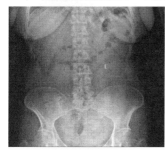
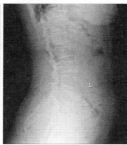
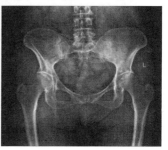

【诊断】

西医诊断：交感神经型颈椎病。

中医诊断：项痹病，证属气滞血瘀。

【治疗经过】

初诊（2021 年 7 月 9 日）：触诊患者颈胸结合段背部脊柱两侧肌肉紧张度不一致，局部可触及软组织呈条索样、结节样改变，有压痛。故采用胸椎提拉推顶法（胸顶法）给予胸椎正骨，患者取站立位，双手十字交叉抱头，术者两手分别从患者同侧肘关节处穿过（从前向后），双手攀于患者双侧小臂处，将自身的同侧胸部抵于患椎旁，嘱患者吸气吐气配合术者发力，在患者吐气时发力上提，胸部向前顶患者胸椎，此时闻及"咔嗒"声，以此纠正胸椎、胸肋关节、胸锁关节骨错缝。术毕嘱患者站立，适度活动颈胸椎，患者诉胸闷感减轻，颈肩部、背部自觉较前轻松。患者取坐位，以颈椎提拉推顶手法纠正颈椎关节错缝，术毕患者诉颈肩部酸痛不适及上肢麻木感减轻。嘱患者行腹式呼吸锻炼，另予补气养血、祛湿通络汤药口服，方药如下：

当归 12g　茵陈 10g　羌活 10g　猪苓 10g　泽泻 20g

苦参 10g　黄芩 10g　升麻 10g　防风 10g　葛根 20g

苍术 15g　白术 15g　黄柏 10g　知母 10g　炙甘草 10g

薏苡仁 20g　川牛膝 6g　陈皮 10g

5 剂，水煎服，日 1 剂，早、晚分服。

二诊（2021 年 7 月 16 日）：患者诉颈肩部酸困、疼痛及胸闷、心慌症状减轻，双手仍感间断性麻木，心情急躁时易出汗。触诊颈椎、上胸椎后，再次给予颈椎、胸椎提拉推顶手法正骨，进一步校正颈椎、胸椎骨错缝。上方另加川椒 10g、全瓜蒌 10g，7 剂，日 1 剂，水煎服，早、晚分服，以温中、理气、宽胸。

三诊（2021 年 7 月 23 日）：患者诉颈肩部疼痛及心慌、胸闷、头晕、双手麻木症状明显缓解，夜间睡眠较前改善。触诊颈椎、上胸椎关节位置可，肌肉软组织紧张度可，骨顺筋柔。给予仰卧位髂腰肌理筋手法，以松解双侧髂腰肌，恢复脊柱、骨盆平衡，并嘱患者继续坚持腹式呼吸锻炼。另给予中药汤剂口服，上方去川牛膝、川椒、陈皮，加川芎 10g、桂枝 10g、赤芍 15g、茯苓 15g、片姜黄 10g、党参 15g、炒苏子 10g。7 剂，日 1 剂，水煎服，早、晚分服。

【按语】交感神经型颈椎病的诊断目前学术界尚有争议，但一般认为颈椎及胸椎间盘、椎小关节的退行性变及周围软组织的劳损等会压迫、刺激相邻的交感神经，诱发一系列相关症状。中医筋骨构架学认为本病的发生主要原因在于颈椎、胸椎的局部退行性变、劳损，但从整体而言，又和脊柱、骨盆的整体失衡和代偿机制相关，故治疗先以正骨手法调整胸椎、颈椎局部关节错缝，恢复脊柱及软组织正常功能形态；再配合腹式呼吸锻炼、髂腰肌理筋手法等，综合调整骨盆、脊柱平衡；然后配合中药汤剂，外调有形之筋骨、内调无形之气血，达到骨正筋柔、气行血畅的效果。

病例 16

【**基本信息**】赵某，女，74岁。

【**主诉**】颈肩部疼痛伴头晕11个月。

【**现病史**】患者10余年前曾因"颈部神经压迫"致左侧颈肩部、左上肢疼痛，行"颈椎后路椎管扩大成形术"，术后疼痛症状基本缓解。11个月前无明显诱因出现颈部、左侧肩背部疼痛，疼痛可放射至左侧头部及左上肢，疼痛呈间断性发作，伴头晕、双手间断性麻木，经封闭、神经根阻断术、输液、微波、超声波等治疗后病情未见明显好转，今来我院就诊，轮椅推入诊室。自发病之日起，饮食可，睡眠欠佳，二便可。舌质淡暗、苔薄白，脉弦紧。

【**既往史**】无特殊。

【**专科查体**】患者呈"缩颈圆肩驼背"姿势，颈椎生理曲度变直，颈部、两侧肩背部肌肉紧张，触之僵硬，颈椎前屈、后伸、左右旋转及左右侧弯等活动受限明显，寰枕筋膜紧张、压痛明显，C3～C6椎体棘突间隙及棘突两侧有压痛。叩顶试验（+），双侧椎间孔挤压试验（+），双侧臂丛神经牵拉试验弱阳性。双侧肱二头肌、肱三头肌、尺骨膜、桡骨膜反射稍减弱，双侧霍夫曼征（－）。

【**辅助检查**】

脊柱全长正侧位、颈椎张口位DR：脊柱侧弯、退行性变，两侧寰枢外侧关节间隙不对称，寰枢关节有失稳可能。

【**诊断**】

西医诊断：颈椎病、神经病理性疼痛。

中医诊断：项痹病，证属肝肾亏虚。

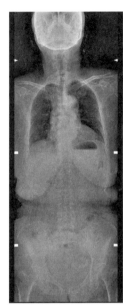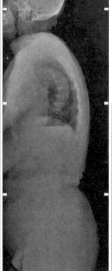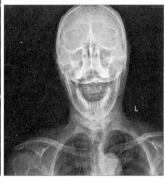

【治疗经过】

初诊（2020 年 12 月 14 日）：触诊颈部肌肉紧张，患者因疼痛惧怕颈部活动，查体欠合作。嘱患者仰卧于检查床上，触诊患者腹壁紧张，剑突下、腹直肌外缘、髂腰肌等多处压痛。分别以点按、点揉手法充分松解痛点及髂腰肌，术毕嘱患者适当转动、活动颈部，患者诉颈肩部疼痛稍感减轻。再以"侧卧蹬腿法"调整患者骨盆前倾：患者取右侧卧位，左下肢屈髋屈膝，术者站立于患者左腿腘窝处，嘱患者左大腿用力伸髋向后蹬术者，同时术者施加一个阻力，坚持 5 秒，连做 3 次，每次使患者大腿前侧进一步靠近腹部。术毕，患者诉颈肩部及左上肢疼痛减轻，颈部活动较前改善。指导患者行"站立位胸式呼吸"训练：双脚分开与肩同宽，收紧腹部，后伸上肢使双手掌心相对，头部微微后仰，鼻吸口呼，使胸廓打开的同时双肩部后伸。以不加重症状为度，坚持胸式呼吸训练。

二诊（2020 年 12 月 21 日）：患者诉近日头颈部及左上肢疼痛发作频率较前减低，疼痛程度减轻。查体：颈部活动度较前改善，颈部、肩背部肌肉紧张度降低。继续予理筋手法松解髂腰肌及腹直肌边缘痛点，并重复"侧卧蹬腿法"调整骨盆。再嘱患者取坐位，以"颈椎定点旋转复位法"纠正寰枢椎及触诊所及关节错位，以"胸椎提拉推顶法（胸顶法）"纠正上胸椎错位及胸锁关节紊乱。术毕患者诉头颈部及左上肢突感轻松，行走时头晕、头昏症状减轻。每日行"侧卧蹬腿法"调整骨盆 2 ~ 3 次。嘱患者坚持行胸式呼吸训练，另加仰卧位腹式呼吸训练。

三诊（2020 年 12 月 28 日）：治疗同前，患者诉疼痛程度及发作频率进一步减低。

四诊（2021 年 1 月 4 日）：治疗同前，患者诉头颈部、左上肢疼痛及头晕均明显缓解，颈部活动改善，不坐轮椅，可拄手杖自行行走活动。

【按语】患者年过七旬，筋骨退行性变显著，加之既往"颈部手术"引起颈椎自身结构改变，故颈部的"再平衡"受到诸多因素影响，其"筋与骨"的稳定相对性较差。平乐正骨"筋滞骨错"理论认为慢性筋骨病的核心病机是筋滞骨错，其内涵强调筋骨在"空间结构位置"及"机体功能状态"的异常。基于对筋骨的时空观认识，从时间角度讲，该病的发生既有自身长期的劳损与退变，也有既往手术的影响；从空间结构讲，骨的结构关系改变影响筋的功能与结构，反之筋的改变亦作用于骨，致筋骨同病，既有时间上的累加关系，也有空间上的相互牵连。故治疗时，考虑到患者颈肩部问题为长久累积而成，且患者因惧怕疼痛，对查体、治疗均不能很好地配合，故先从远端着手，予通络理筋手法、正骨手法，调整腰椎、骨盆，以此调整脊柱上下关系，初步改善颈肩部症状，待患者症状减轻、精神放松后，进一步处理颈椎、胸椎局部问题，循序渐进，抽丝剥茧，逐步解决问题。

病例 17

【基本信息】李某，女，16 岁。

【主诉】颈肩部酸痛伴头晕、恶心 1 个月。

【现病史】患者 1 个月前因连续长时间伏案学习后出现颈部、两侧肩背部酸痛，伴间断性头晕、恶心，经"按摩"治疗，症状未见明显缓解，今来我院就诊。

【既往史】无特殊。

【专科查体】颈椎生理曲度变直，颈肩部肌肉紧张、僵硬，可触及软组织呈条索样、结节样改变，局部压痛。颈椎前屈、左右旋转活动稍受限，寰枕筋膜紧张、压痛；C2 侧块周围压痛，并可诱发头晕、恶心不适感；C3 ~ C6 棘突两侧压痛（＋）。扣顶试验弱阳性，双侧椎间孔挤压试验（－），双侧臂丛神经牵拉试验（－），双侧肱二头肌、三头肌肌腱反射对称引出，双上肢感觉、运动、肌力可，双侧霍夫曼征（－）。

【辅助检查】

颈椎张口位、侧位 DR：寰齿间距明显不对称，考虑寰枢关节半脱位，C4/C5、C5/C6 椎间盘病变可能。

脊柱全长 DR：脊柱稍侧弯，局部椎体略旋转。

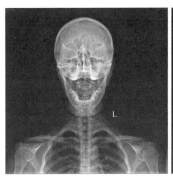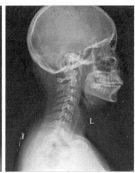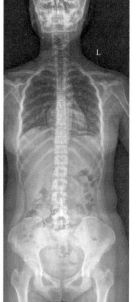

【诊断】

西医诊断：寰枢椎半脱位。

中医诊断：项痹病，证属血瘀气滞。

【治疗经过】

初诊（2023 年 7 月 7 日）：查体见双下肢不等长，左下肢稍长，追问病史知患者 2 年前"左踝关节扭伤"。故予踝关节手法纠正关节错位、调整足弓：患者仰卧位，左下肢屈髋屈膝，助手抱紧左侧大腿处，术者一手握患者左足掌，一手握其左足跟部，牵引拔伸，听到关节复位时的"咔哒"声，即告复位成功。术毕，患者诉颈肩部明显轻松，头脑有"清晰感"，颈部左右旋转活动改善。嘱患者每日坚持行"推墙锻炼"拉伸双侧小腿三头肌：双手扶墙，左下肢弓步屈曲，右下肢后伸，使足背与小腿前侧的夹角呈锐角，双手用力推墙的同时使小腿后侧有拉伸感为宜。

二诊（2023 年 7 月 17 日）：患者诉头晕、恶心症状有较大改善，颈部扭转活动时仍感酸痛。查体示双下肢基本等长，触诊上胸椎及背部肌肉紧张，两侧肌张力不对等。遂予胸椎提拉推顶手法（胸顶法）纠正上胸椎错位，予颈椎提拉推顶手法纠正寰枢椎错缝。术毕，诉头颈部复感轻松，颈部扭转活动显著改善。嘱患者继续坚持行小腿三头肌拉伸锻炼，避免长时间伏案。

【按语】长短腿现象在筋骨相关疾病的患者中比较常见，多为肌肉、骨骼综合问题导致脊柱－骨盆－膝－踝力线变化，发生代偿及失代偿，进而影响脊柱功能所致。对于长短腿，中医筋骨构架学不仅注意到了双下肢长度的差异，也注意到了部分患者双足形态的不对称，结合患者既往足部扭伤病史及长时间伏案等引发的身体后侧肌肉、筋膜紧张问题，故治疗时先以手法纠正足部骨骼错位、调整足弓，改善踝－膝力线，以达到松解脊柱张力的目的。同时嘱患者行小腿三头肌拉伸，进一步松解身体后侧肌肉、筋膜，待新的平衡逐步建立后，最后以手法调整胸椎、颈椎，纠正诱发头晕、恶心的寰枢椎局部问题。中医筋骨构架学在处理此类疾病时，无论是"下病上治"还是"上病下治"，都体现了脊柱、骨盆（髋）、膝、踝功能的动态平衡及整体观，充分把握了平衡与不平衡、局部与整体的关系，治疗中往往能获得"四两拨千斤"的效果。

病例 18

【基本信息】韩某，女，36 岁。

【主诉】颈、腰部疼痛伴双侧前臂及左下肢麻木半年余。

【现病史】患者半年前无明显诱因出现颈肩背部及腰部酸困、疼痛、发紧，伴双侧前臂、双手麻木，左侧腰骶部、左侧臀部、左下肢酸麻，夜间为著，频繁"出虚汗"，失眠，偶有心慌、胸闷不适，经"理疗""推拿"等效果欠佳，故来就诊。就诊时神志清，精神稍显焦虑。自发病之日起，饮食可，睡眠差，二便可。舌质淡、苔薄黄，脉弦紧。

【既往史】无特殊。

【专科查体】颈部和肩背部肌肉紧张、僵硬，左侧肩胛骨稍高，颈椎生理曲度变直。C3 ~ C6 椎旁压痛，按压时可放射至左侧肩胛内侧、上肢肘部；双侧肩井穴处压痛；颈椎前屈、背伸及左右旋转、侧弯等活动均有不同程度受限，双侧上肢痛觉、温觉、触觉正常。叩顶试验（+），双侧臂丛神经牵拉试验（-），双侧椎间孔挤压试验（+），双侧霍夫曼征（-）。腰椎前屈活动受限，腰椎生理曲度变直，腰部肌肉紧张，L4/L5 及 L5/S1 棘突旁压痛、叩击痛，左侧稍著，双侧"4"字试验（-），双侧直腿抬高试验 80°，双下肢感觉、肌力可，双侧巴宾斯基征（-）。

【辅助检查】

颈椎张口位、侧位 DR：颈椎生理曲度变直、反弓，寰枢关节有失稳可能。

腰椎正侧位 DR：腰椎略侧弯，部分椎体旋转，腰曲增大。

颈椎、腰椎 MRI：颈、腰椎椎间盘变性、膨出、轻度突出。

【诊断】

西医诊断：交感神经型颈椎病。

中医诊断：项痹病，证属气滞血瘀。

【治疗经过】

初诊（2020 年 8 月 19 日）：结合患者影像，给予俯卧位颈椎斜扳手法

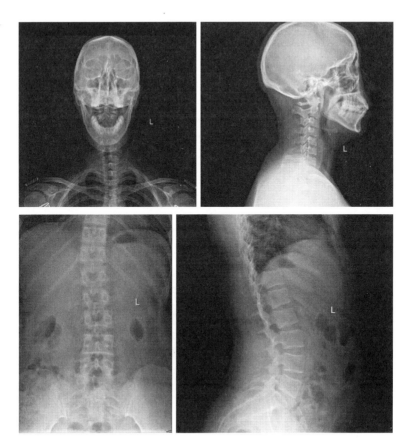

纠正颈部小关节紊乱及颈胸段侧弯。患者取坐位，以胸椎提拉推顶法（膝顶法）纠正胸椎错位，以坐位腰椎旋转复位法纠正腰椎错位。术毕患者诉颈肩部、腰背部酸困感明显减轻，双侧前臂麻木缓解。另给予双侧髂腰肌手法松解并嘱患者行"五点支撑""四足跪姿手脚伸展（鸟狗式）"核心肌力锻炼，避免久坐。

二诊（2020 年 8 月 26 日）：望诊患者面色明润，问诊沟通期间焦虑情绪改善，患者自诉"出虚汗"及双上肢麻木症状减轻，未再出现"夜间麻醒"的情况，腰骶部仍感酸困、疼痛伴左下肢麻木，睡眠质量稍差。给予颈椎、胸椎提拉推顶手法进一步纠正颈椎、上胸椎错位。经与患者沟通并征得其同意，给予尾骨手法调整复位。术毕，患者诉颈、腰部有明显轻松感，双上肢及左下肢酸困、麻木感减轻。嘱患者坚持行核心肌力锻炼。

三诊（2020 年 8 月 31 日）：患者诉夜间颈、腰部酸痛及肢体麻木明显减轻，睡眠较前改善。再次予尾骨手法整复，并嘱患者坚持核心肌力锻炼，避免久坐、劳累。

【按语】平乐正骨"筋滞骨错"理论的有形观与无形观认为脏腑、筋骨皆属于可视之有形，功能、力线属于不可视之有形，而阴阳、精气、神、经络、气血皆为无形，有形之筋骨的空间结构位置异常与无形之机体功能状态异常导致筋滞骨错，进而使筋骨本身及其相关组织结构发生病理改变，导致筋骨局部或（和）全身生理功能发生异常。在筋骨病的治疗方面，既要重视调整有形之组织结构，又要强调恢复无形之功能，以恢复机体有形与无形的动态平衡状态。该患者为年轻女性，全职家庭主妇，平日家务偏多，又属心思缜密、气量欠宏之人，过度劳累加之情志因素，致使肝气郁结、气血阻滞，故发为本病。因此治疗上先调其有形之筋骨，纠正脊柱结构、力线，松解筋膜、肌肉，解其有形之病，无形之功能亦随之改善。后期尽量避免、减少外部因素"劳形""劳心"，坚持适度功能锻炼，维持筋骨有形与无形间的动态平衡及稳定。

病例 19

【基本信息】孟某，女，50岁。

【主诉】头晕、头昏4年余。

【现病史】4年前出现头晕、头昏、视物模糊，无头痛、恶心、呕吐，无四肢无力。曾在外院求治，考虑脑供血不足，给予输液、康复理疗等对症治疗，效果不明显。4个月前来我院求治，入住我科，诊断为寰枢关节半脱位，给予手法复位、针灸等治疗后，视物模糊症状消失，头晕、头昏改善。后患者仍有头昏症状，再次来诊，门诊以"颈椎病"为诊断收住我科。刻诊：患者神志清，精神可，头昏，大便溏，纳可，眠可。

【既往史】有结核病史，30年前至当地医院治疗后痊愈。有铁、金、银等金属及膏药过敏史。

【专科查体】颈椎无侧弯、后凸、扭转畸形及强迫体位，双侧肩胛骨等高，无项部肌肉萎缩、肿块、瘢痕，皮肤无破损；颈椎生理曲度变直，肌张力正常，弹性可。下颈椎椎旁压痛，按压时有轻度放射痛放射至两侧肩胛内侧；双侧肩井穴处压痛，双侧颞部无压痛，无眼震。颈椎活动无明显受限，前屈40°，背伸40°，侧弯45°，旋转70°。双侧上肢痛觉、温觉、触觉正常，无感觉分离。叩顶试验（-），拔伸试验（-），右侧臂丛神经牵拉试验（-），右侧椎间孔挤压试验（-），左侧臂丛神经牵拉试验（-），左侧椎间孔挤压试验（-）。双侧肱二头、三头肌反射及桡骨膜反射正常，双侧霍夫曼征（-）。双臂运动、感觉、肌力可，双手精细动作正常，双下肢运动、感觉、肌力无异常。

【辅助检查】颈椎张口位及侧位片、腰椎正侧位片、骨盆平片，提示患者存在寰枢椎失稳、骨盆旋转、腰椎侧弯。

颈椎张口位片：双侧寰枢关节稍显不对称，枢椎棘突稍显左侧偏移。

颈椎侧位片：颈椎生理曲度变直，序列可，C3～C6椎间隙变窄。

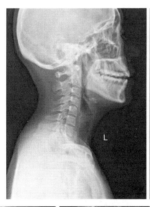
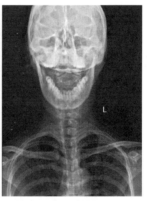
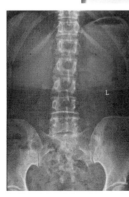
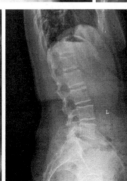
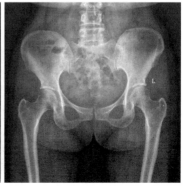

　　腰椎正侧位片：腰椎稍侧弯，生理曲度存在，序列规整，L4/L5 椎间隙稍狭窄，L3 椎体前缘可见异常低密度信号，必要时进一步检查协诊。

　　骨盆平片：双侧髋关节及骶髂关节对应关系可，关节间隙稍窄，关节缘骨质变尖，双侧股骨头形态可，双侧骶髂关节面硬化。

　　【诊断】

　　西医诊断：眩晕。

　　中医诊断：眩晕，证属气滞血瘀。

　　【诊疗经过】

　　2023 年 9 月 2 日入院，查体双下肢不等长，左下肢内旋较对侧甚。遂给予右臀部压痛点针刺，得气出针，再嘱患者平卧，给予左大腿根部压痛点针刺两针、内收肌止点压痛点一针，患者当即诉颈部不适减轻，眼部自觉明亮，笔者观之双目较治疗前明亮。住院期间给予髋五针针刺及运动康复治疗。

　　2023 年 9 月 6 日给予髋五针、尾骨复位后患者自觉前额昏沉感立减。2023 年 9 月 11 日给予骨盆旋移手法、耻骨联合手法调整，另给予左下肢股门、承筋等穴位针刺，患者诉头部昏沉感进一步减轻。

　　2023 年 9 月 15 日给予颈部寰枕筋膜针刀松解，并给予颈部旋提手法正骨后颈托固定颈部。患者诉左侧眼部不适、头晕、头昏感立即减轻，今日出院。

　　复查平片如下：

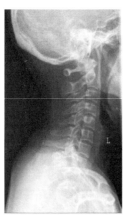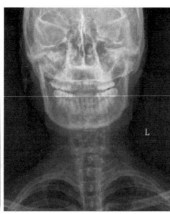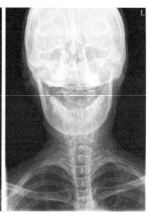

【按语】本病例是整体观应用的典型案例，采用"上病下治"的方法达到治疗目的。从现代解剖学上讲，双下肢不等长，导致骨盆旋移，脊柱侧弯，脊柱两侧力量分布不均匀。颈部寰枢椎两侧肌群（包括枕下肌群等）不对称。从颈椎张口位片可以看出，其枢椎棘突左偏，查体颈部左侧有明显压痛点，故选择局部针刀松解及正骨手法。对患者局部压痛点进行刺激可促进脊柱－骨盆－下肢力线重新分布调整，减轻颈部枕下肌群的紧张程度，从而改善患肢头部发紧、视物模糊感，复查颈部平片，寰枢椎明显对称。另外，从中医学讲，患者左侧膀胱经多个穴位（承扶、殷门、委中、承筋、承山、飞扬）有明显压痛，乃气血不通之表现，故给予局部针刺，得气即出，从远端取穴以激发该经经气，即可达到治疗目的。

病例 20

【基本信息】吴某，女，49 岁。

【主诉】颈部疼痛不适伴头晕 1 周。

【现病史】患者 1 周前无明显诱因出现颈部疼痛，伴头晕，休息后可缓解。今为求系统保守治疗，特来我院就诊，门诊诊查后给予"颈椎病"诊断，并以此诊断收治我科。刻诊：神志清，精神一般，颈部疼痛，头晕，心慌，纳眠差，口苦，咽干，大便溏，小便正常。舌淡、苔白，脉弦细。

【既往史】焦虑症 6 年。

【专科查体】颈椎生理曲度变直，颈部肌肉紧张，C5/C6 棘突及棘突旁压痛。颈椎活动度：屈曲 25°，后伸 20°，左右侧屈 25°。转头试验（++），叩顶试验（+），拔伸试验（+），右侧臂丛神经牵拉试验（－），右侧椎间孔挤压试验（－），左侧臂丛神经牵拉试验（－），左侧椎间孔挤压试验（－）。双侧肱二头、三头肌反射及桡骨膜反射正常，双侧霍夫曼征（－）。双臂运动、感觉、肌力可，双手精细动作正常，双下肢运动、感觉、肌力无异常。

【辅助检查】

颈椎张口位片：双侧寰枢关节间隙欠对称，右侧稍宽，棘突未见明显偏移。

颈椎侧位片：颈椎生理曲度变直，序列可，C4 ~ C7 椎间隙变窄，椎体前缘骨质增生变尖。

腰椎正侧位片：腰椎稍侧弯，生理曲度变直，序列规整，椎体缘可见骨质增生及变尖影。

骨盆平片：双侧髋关节对应关系可，关节边缘骨质增生、硬化，双侧股骨头形态完整，密度均匀。双侧骶髂关节对合关系可，关节间隙变窄，关节面骨质硬化增生。

颈部血管超声检查：左侧椎动脉走行稍弯曲；双侧颈动脉粥样硬化；右侧锁骨下动脉起始处斑块形成。

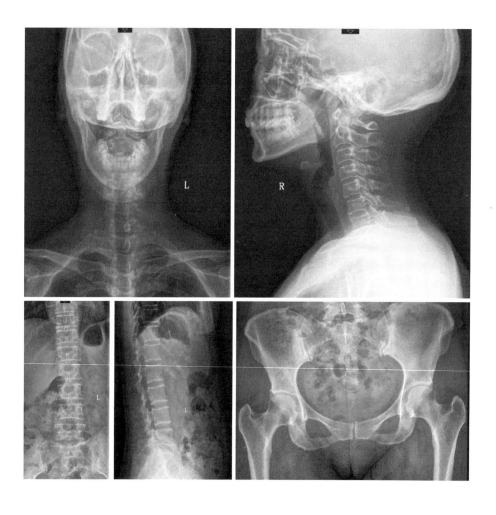

【诊断】

西医诊断：颈椎病、寰枢关节错缝。

中医诊断：痹病，证属肝郁气滞。

【治疗经过】

初诊（2023 年 8 月 8 日）：颈椎张口位、侧位 X 线检查示双侧寰枢关节稍显不对称，左侧稍显变窄，枢椎棘突稍显左侧偏移；颈椎生理曲度变直，椎体缘骨质增生，颈椎退行性变。依据影像表现，予颈椎提拉推顶手法调整颈椎骨错，术毕，患者自觉头晕、颈痛症状明显改善。嘱其放松心情。

二诊（2023 年 8 月 12 日）：患者诉颈痛、头晕症状有改善，但睡眠差、心慌未有明显好转。进行腰椎体格检查后，予腰椎正侧位、骨盆平片 X 线检查，回示腰椎生理曲度变直，L4/L5、L5/S1 椎间隙略变窄，骨盆旋转移位。予骨盆旋移调整手法：患者取仰卧位，左下肢屈髋屈膝，将左脚放至右膝关节外侧，脚掌踏实诊疗床面，术者将其左膝关节向外向右肩关节方向推，患者左膝关节用力向外顶，坚持 5 秒，做 3 次，每做一次左脚的位置要向上移动一点距离（调整骨盆左旋移位）。术毕，患者自觉头晕、心慌、明显改善，查体见双下肢等长。

三诊（2023 年 8 月 17 日）：患者神志清，精神可，情绪平和，自诉症状明显好转，夜间睡眠情况也随之改善。再次予骨盆旋移调整手法，嘱长期坚持"项臂争力""耸肩运动""小燕飞""平板支撑"等功能锻炼，增强颈肩、腰背肌肉力量及核心力量，以稳固腰椎椎体及骨盆。

【按语】患者长期伏案工作，体格检查中转头试验及叩顶试验呈阳性，结合颈部血管超声检查，确定为寰枢关节错缝影响颈动脉供血而引起的头晕。患者自觉心慌，笔者认为与患者焦虑、情绪低落相关。初诊予以颈椎骨错调整治疗方案，术毕，患者头晕已有缓解，但症状仍未完全消除，嘱其回家放松心情，观察病情变化。二诊患者诉症状未完全改善，笔者考虑颈椎局部骨错已进行调整，但症状仍未明显缓解，是否脊柱整体出现问题，可能与其长时间久坐、习惯跷二郎腿有关，遂进行腰椎体格检查及腰椎、骨盆 X 线检查，回示存在腰椎生理曲度变直，L4/L5、L5/S1 椎间隙略变窄，骨盆旋转移位。在进行腰椎、骨盆手法调整后，患者症状得到明显缓解，依旧嘱咐其放松心情，尽量避免工作。5 天后复诊，患者症状明显改善。

病例 21

【基本信息】李某，男，30 岁。

【主诉】颈背部酸痛不适 2 个月。

【现病史】患者诉 2 个月前无明显诱因出现颈背部酸痛不适，至某医院行相关检查并口服药物后有所缓解，现颈背部仍酸痛不适，遂来我院就诊。刻诊：患者神志清，精神可，睡眠可，二便正常。舌淡胖，脉弦细。

【既往史】无特殊。

【专科查体】触诊颈椎生理曲度变直，颈夹肌触之僵硬，C2/C3、C3/C4 棘突上明显压痛，无明显放射痛，其他棘突上无明显压痛及放射痛。双侧肩井穴处无明显压痛及放射痛。双侧肩胛提肌处明显压痛，无放射痛。

【辅助检查】

颈椎张口位、侧位片：寰枢关节失稳，颈椎曲度反弓，轻度退行性变，C5/C6 椎间盘有病变可能。

腰椎正侧位片：L4/L5、L5/S1 椎间盘病变可能。

磁共振平扫（场强 3T）：C3/C4 椎间盘变性、膨出，C4/C5、C5/C6、C6/C7 椎间盘变性、突出（中央型），C6 棘突少量骨髓水肿。颈椎退行性变，曲度反弓。

【诊断】

西医诊断：颈椎病。

中医诊断：痹病，证属肝郁气滞。

【治疗经过】

初诊（2023 年 6 月 18 日）：予颈椎旋转定位扳法复位、腰椎手法调整，配合予温针灸颈夹脊穴治疗，嘱患者进行颈部肌肉力量训练。

二诊（2023 年 6 月 25 日）：患者诉症状有所缓解。施以推拿手法配合院内制剂平乐展筋酊、七珠展筋散松解颈部肌肉及韧带。再次予颈椎旋转

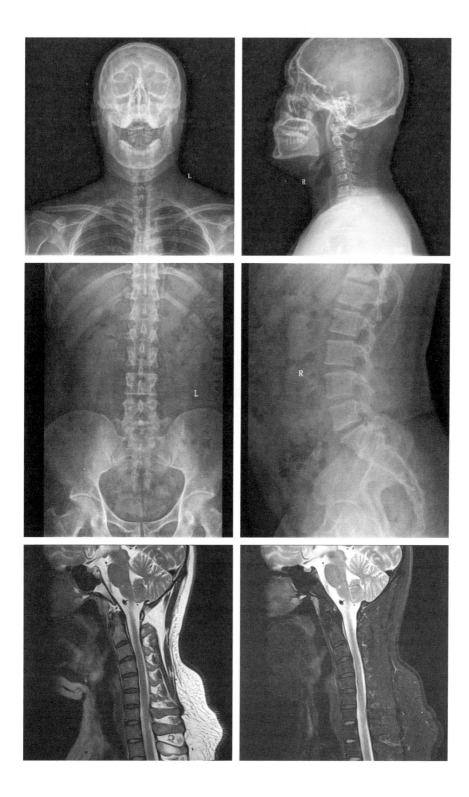

定位扳法复位、腰椎手法调整，予颈托固定。嘱患者长期坚持适度颈椎功能锻炼。

【按语】患者平素伏案工作较多，不良姿势导致颈椎关节错位，筋滞骨错，初诊以"筋骨同治、以骨为先"为主要思路，进行颈椎手法正骨复位。中医筋骨构架学注重整体观念，依据患者的颈椎影像学表现，不仅予以颈椎局部手法复位调整，还予以腰椎调整。手法治疗外，配合颈托固定，以减少神经及椎间关节损伤，并指导患者循序渐进地进行颈部肌肉的功能锻炼，以增强肌肉维护颈椎生理结构平衡的作用。

病例 22

【基本信息】彭某，男，49 岁。

【主诉】头晕、踩棉感、胸腹部裹束感 3 年余。

【现病史】患者诉 3 年前无明显诱因出现头晕，行走不稳，未予系统治疗，逐渐出现胸腹部裹束感。近期自觉症状加重，双膝发酸，双小腿发凉、麻木，左足底行走踩石子感，夜间睡眠差。为求系统治疗，遂至我院就诊。刻诊：患者神志清，精神可，夜寐易醒，纳可。舌暗淡、苔白，脉沉弦。

【既往史】高血压病史，服药控制尚可。

【专科查体】颈椎、胸椎生理曲度变直，胸椎活动度受限，转侧不利。胸椎、腰椎广泛压痛（+）。双侧霍夫曼征（+），四肢腱反射亢进。

【辅助检查】

颈椎正侧位片：颈椎生理曲度尚可，序列规整，C4 ~ C7 椎间隙变窄，椎体前缘骨质增生变尖，椎旁软组织未见明显异常。

颈椎张口位片：双侧寰枢关节间隙欠对称，左侧稍宽，棘突明显向右偏移。

腰椎正侧位片：腰椎生理曲度存在，L4/L5 椎间隙明显狭窄，椎体前缘明显骨质增生。

骨盆平片：双侧髋关节对应关系可，双髋关节撞击综合征不除外，必

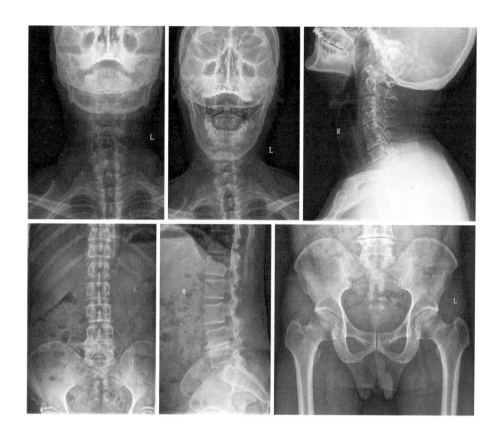

要时进一步检查协诊。双侧骶髂关节对合关系可，关节间隙变窄硬化。

【诊断】

西医诊断： 脊髓型颈椎病。

中医诊断： 痹病，证属气虚血瘀。

【治疗经过】

初诊 （2023 年 4 月 10 日）：予胸椎错缝调整手法、腰椎手法复位。术毕，患者行走不稳，双膝发紧及足底踩石子感较前缓解。

二诊 （2023 年 4 月 16 日）：患者诉双膝发紧、发凉有所改善。夜间睡眠时间较前延长，纳可，仍有踩棉感，行走不稳。嘱患者双手交叉抱头，予调整胸椎错缝及腰椎旋转扳法。患者诉下肢自觉较前有力，行走时膝部发紧明显缓解，头晕较前缓解。

三诊 （2023 年 4 月 23 日）：患者诉行走距离较前延长，踩棉感较前稍好转，行走时自觉较前平稳有力，偶有头晕，休息后可缓解，胸腹部裹束感无缓解，嘱患者双手交叉抱头，予调整胸椎错缝。

2023 年 5 月 30 日电话随访，患者诉行走较前改善，踩棉感、足底踩石子感减轻，膝部发紧、怕冷明显好转，无头晕，胸腹部裹束感无变化。

【按语】患者为脊髓型颈椎病，无明显诱因，症状较重，结合查体，病理征阳性。患者症状为脊髓型颈椎病典型表现，但在治疗时不应局限于颈椎局部。人的脊柱为一个整体，由颈椎、胸椎、腰椎、骶尾椎构成，共同维持脊柱的稳定性及灵活性。结合查体患者胸背部活动度差，筋滞骨错，筋骨失衡，故治疗时以调整胸椎、腰椎为主，筋柔骨正后，整个脊柱的代偿和力学传导均有所改善，故患者膝部及行走不稳有所改善。慢性筋骨病治疗宜整体与局部相结合，从整体入手调整脊柱筋骨平衡。

病例 23

【基本信息】安某，男，46 岁。

【主诉】双手麻木，走路不稳 3 年。

【现病史】患者诉 5 年前饮酒后摔倒致颈部疼痛，活动不利，经治疗症状缓解。3 年前逐渐出现颈部困痛、活动不利，双手麻木，时轻时重。曾在当地行药物、针灸、理疗等治疗，X 线检查示颈椎生理曲度变直，C4/C5 及 C5/C6 椎间隙变窄，骨质增生。因有幽闭恐惧症，患者无法进行磁共振检查。近几个月来，患者走路踩棉花感、双手麻木加重，为求进一步治疗，遂来我院诊。

【既往史】无特殊。

【专科查体】颈部生理曲度变直，肌肉僵硬，局部压痛，颈部活动部分受限。双上肢肌力减弱，有麻木感，生理反射消失，双侧霍夫曼征均阳性。双下肢肌力可，生理反射消失，病理反射阳性。

【辅助检查】

颈椎正侧位片：颈椎生理曲度尚可，序列规整，C4 ~ C7 椎间隙变窄，椎体前缘骨质增生变尖，椎旁软组织未见明显异常。

颈椎张口位片：双侧寰枢关节间隙欠对称，左侧稍宽，棘突明显向右偏移。

腰椎正侧位片：腰椎生理曲度存在，L4/L5椎间隙明显狭窄，椎体前缘明显骨质增生。

骨盆平片：双侧髋关节对应关系可，不排除双髋关节撞击综合征，必要时进一步检查协诊。双侧骶髂关节对合关系可，关节间隙变窄、硬化。

【诊断】

西医诊断：脊髓型颈椎病。

中医诊断：痹病，证属气滞血瘀。

【治疗经过】患者入院后给予颈部常规针灸、按揉手法、中药膏、理疗、口服药物等治疗。因患者无法完成磁共振检查，考虑脊髓型颈椎病较重，未给予颈椎牵引和颈部手法正骨复位治疗。但是，治疗期间多次给予胸椎、腰部关节松动及胸腰部手法正骨治疗。治疗3周后，患者自诉颈椎及双上肢活动灵活度明显提升，双下肢走路较前稳。出院后继续药物治疗，指导患者进行功能锻炼。2个月后患者整体感觉良好，症状缓解明显，日常活动好转。

【按语】脊髓型颈椎病属于病情较重者，往往需要手术治疗，因手术安全风险较大，故保守治疗，但效果欠佳。对于部分病情较重，但是患者坚决拒绝手术或者是无手术条件的患者，非手术治疗仍然是主要处理方法。由于疾病本身长期存在，患者身体多部位出现代偿反应及继发改变。临床发现，腰背部的治疗及调整往往会对患者整体状态有明显改善，可有效提升患者生活能力和质量。本患者经过系统保守治疗（整体加局部），取得了明显疗效，提示我们在临床治疗疾病时，既要重视局部诊疗，同时更应立足整体调整，通过把局部问题放在整体中处理，进一步提升治疗效果。中医筋骨构架学正是医者在大量的临床实践中，经过反复思考和探索，提出的筋伤病诊治新理论和新方法，可以对临床诊疗起到很好的指导作用。

第四章

肩部疾患

病例 24

【**基本信息**】杨某，女，59 岁。

【**主诉**】右肩关节疼痛 4 月余，加重伴活动受限 1 个月。

【**现病史**】患者于 4 个月前劳累后出现右肩关节疼痛，经中药熏洗、针灸等保守治疗后症状好转。1 个月前不慎受外力撞击后疼痛加重，伴活动受限，查彩超提示右肩冈上肌肌腱断裂，疼痛影响日常生活，遂来我院就诊。刻诊：患者神志清，精神差，右上臂悬吊，纳可，眠差，二便调。舌质暗，脉涩。

【**专科查体**】右肩关节上举试验 50°，肩关节背伸 20°、内收 15°，上举、背伸、梳头等活动明显受限。

【**既往史**】无特殊。

【**辅助检查**】

右肩关节及周围结构彩超：右侧肩峰下三角肌下滑囊炎；右肩冈上肌肌腱病并小部分撕裂；右侧肱二头肌长头腱腱鞘积液；右侧肩关节腋下囊增厚，考虑粘连性肩关节囊炎。

颈椎张口位片：双侧寰枢关节基本对称，双侧寰枢关节对称，枢椎棘突未见明显偏移。

颈椎侧位片：颈椎生理曲度变直；过伸过屈位；序列整齐，活动度可，

C5/C6 椎间隙变窄，椎体缘骨质增生，项韧带条状致密影。

颈椎双斜位片：C5/C6 左侧椎间孔变窄。

腰椎正侧位片：腰骶移行椎，腰椎稍侧弯，生理曲度减小，序列规整，部分椎体缘可见骨质增生影，L3/L4、L4/L5、L5/S1 椎间隙狭窄。

骨盆平片：双侧骶髂关节及髋关节对应关系可，关节间隙未见明显变窄，所示关节缘骨质增生变尖，关节面骨质硬化。骨盆退行性变，双髋关节撞击综合征可能。

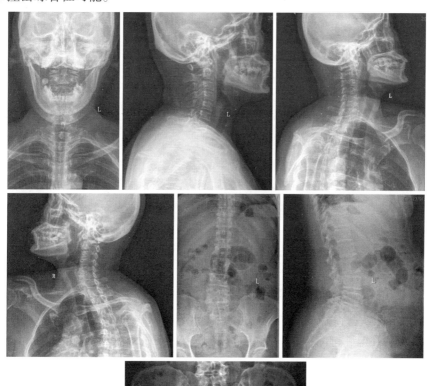

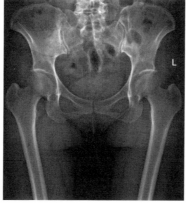

【诊断】

西医诊断：①肩周炎；②冈上肌肌腱断裂（右肩）。

中医诊断：痹病，证属气虚血瘀。

【治疗经过】

初诊（2023年9月11日）：先予胸椎错缝调整手法治疗；再予腰椎颠法（腰椎颠法：两名术者配合，一人左臂与另一人右臂相对，相互抓紧对方的小臂，形成臂桥，嘱患者身体放松，向前屈腰90°将腰腹部置于术者的臂桥上，将身体全部重量压于术者的臂桥上，双脚虚踩地面。两名术者调整好支点，而后一同发力向上颠，患者稍稍腾空又因重力作用而下落，而后患者慢慢直起身站稳，操作结束）、颈椎手法调整，术毕，患者右上肢活动度明显改善（上举试验70°，背伸30°，内收20°），疼痛较前减轻。中医四诊合参，辨证施治，证属气虚血瘀，治以"益气活血化瘀、通经活络"，予以中药汤剂口服，方药如下：

> 黄芪 20g　当归 15g　白芍 15g　片姜黄 10g　桑枝 10g
>
> 葛根 20g　炙甘草 10g　羌活 5g　醋乳香 10g　醋没药 10g
>
> 丹参 15g

7剂，水煎服，日1剂，早、晚分服。

【按语】中医筋骨构架学重视整体观，我们认为上肢疾病与其神经支配、经络分配、肌筋膜链及脊柱结构有着密切的关系，在诊疗中应重视整体。患者右肩关节既往有劳损、疼痛，近期复受外伤致冈上肌肌腱断裂，病在筋骨，筋骨自身与其周围的结构皆发生改变，治疗则遵循"以骨为先，筋骨辨证，筋骨并重"的指导原则以及"内外兼治"的治疗方法。外治手法，以骨为先，依据影像学，手法整复胸椎、腰椎、颈椎，术后，患者疼痛明显减轻，活动度亦得到改善；内治法，中医四诊合参，辨证为气虚血瘀，辅以中药汤剂，整体调理，内外兼治。

病例 25

【**基本信息**】孟某，女，53 岁。

【**主诉**】左肩关节疼痛、活动受限 3 月余。

【**现病史**】患者 3 个月前无明显诱因出现左侧肩关节疼痛，部分活动受限，休息后未见明显缓解，曾行按摩、外敷膏药等治疗，予以治疗后患者疼痛稍缓解，近期肩关节疼痛症状明显加重，后伸、背伸、内旋时疼痛加重，现患者为求进一步系统治疗，遂来我院就诊。刻诊：患者神志清，精神可，纳可眠差。舌淡暗，苔白，脉缓无力。

【**既往史**】脑出血病史 10 年余，糖尿病病史 8 年余。

【**专科查体**】左肩关节上举 90°，肩关节前屈 60°、背伸 10°、内收 15°、外展 60°，外展、后旋活动受限，左肩关节肱二头肌长头腱、肩峰、三角肌周围压痛明显。左侧躯干较右侧不利，感觉异常。

【**辅助检查**】

颈椎张口位、正侧位片：两侧寰枢关节间隙不等宽，右侧较窄，枢椎棘突稍偏移，关节缘呈台阶样改变，颈椎生理曲度变直，序列可，部分椎体缘骨质变尖，椎间隙稍窄；项韧带走行区见点片状钙化影。部分钩椎关节增生变尖。

肩关节 MRI：肩关节积液，肩关节腋下囊增厚，肩峰下间隙变窄，肩袖连续性可，冈上肌腱部分损伤。

【**诊断**】

西医诊断：肩周炎。

中医诊断：冻结肩，证属气虚血瘀。

【**治疗经过**】

初诊（2023 年 7 月 16 日）：予以左侧远端三间穴、鱼肩穴（董氏奇穴）、后溪穴针刺治疗，给予肩关节局部手法松解，留针 30 分钟后，左肩关节肱二头肌长头腱、肩峰周围疼痛较前减轻，上举、前屈、外展活动度较前明显有所改善，但背伸无明显改善。留针结束后给予胸椎错缝调整手法，再

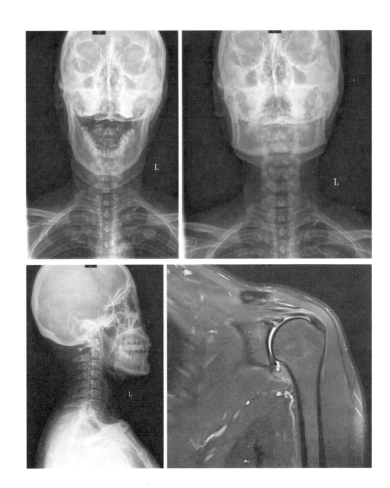

给予左侧枢椎关节提拉推顶手法复位，右侧 C5 椎体提拉推顶手法，施术之后，患者背伸可达 30°，上举 120°，左侧肢体较前灵活。患者舌淡暗、苔白，脉缓无力，辨证属气虚血瘀，治以补气、活血、通络。予以中药汤剂口服，方药如下：

> 黄芪 40g　当归 12g　地龙 6g　赤芍 10g　川芎 9g
>
> 红花 10g　桃仁 10g　山萸肉 10g　桑枝 10g

5 剂，水煎服，日 1 剂，早、晚分服。

二诊（2023 年 7 月 22 日）：患者诉左肩关节较前明显改善，左肩关节上举 120°、背伸 30°，再次给予针刺三间、鱼肩、后溪三穴，左肩关节局部手法松解后给予左侧枢椎关节提拉推顶复位术及右侧 C5 椎体提拉推顶手法。

术毕，患者左肩关节活动度较前明显改善，上举基本恢复正常，背伸可达35°，左肩关节隐痛，嘱患者继续口服中药治疗。

【按语】患者有脑出血病史，年过五十，阳明脉衰，气血虚弱，瘀阻经络，筋失所养，再加上日常姿势不良，颈椎、胸椎关节错缝，进一步导致"筋出槽，骨错缝"。从中医筋骨构架学整体观念来说，肩周炎的治疗重视整体与局部的相互结合，颈、肩同治，颈、胸、肩同治，重视颈椎及胸椎的结构性调整。以骨为先、筋骨辨证、筋骨并重为本病的治疗原则。以骨为先，给予胸椎、颈椎关节错缝手法整复，使骨正筋柔；在筋治筋，"经脉所过，病之所及"，患者肩前区、肩峰及肩后侧疼痛，选取手太阴肺经鱼肩穴、手阳明大肠经三间穴、手太阳小肠经后溪针刺以缓解疼痛，下针即感疼痛减轻。再佐以中药内服，相互结合，病症立消。

病例 26

【基本信息】楚某，女，59岁。

【主诉】右肩关节酸困沉不适3月余。

【现病史】患者3个月前出现右肩关节疼痛，部分活动受限，休息后未见明显缓解，遂至某专科医院就诊，进行理疗、针灸、推拿等治疗，症状稍有缓解。为求进一步系统诊治，再次前往另一大型综合性医院就诊，医生建议口服药物治疗（具体用药及用量不详），症状缓解不明显。近期肩关节疼痛症状明显加重，后伸、背伸、内旋时疼痛加重遂来就诊。刻诊：患者神志清，精神可，纳眠可。舌淡暗、苔白、脉弦细。

【既往史】子宫切除术后10年余。

【专科查体】右肩关节无明显活动受限，但主动、被动活动均有疼痛；右侧肱二头肌长头腱处、三角肌中束、喙突处压痛明显，右三角肌稍有萎缩，四肢反射、肌力、感觉基本正常。

【辅助检查】

颈椎张口位、侧位片：双侧寰枢关节间隙欠对称，左侧稍宽，棘突未

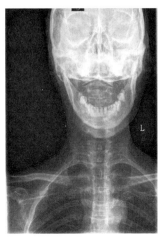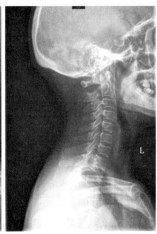

见明显偏移。左侧茎突较长，达枢椎水平。颈椎生理曲度变直，序列尚可，C4/C5 及 C5/C6 椎间隙稍变窄，椎体缘骨质增生变尖。

【诊断】

西医诊断：肩周炎。

中医诊断：肩关节痛，证属气血亏虚、风寒阻络。

【治疗经过】

初诊（2023 年 9 月 2 日）：予以右侧远端三间穴、鱼肩穴针刺治疗，给予左侧条口透承山，留针结束后给予颈椎错缝调整手法、枢椎关节提拉推顶手法复位，术毕，患者即感疼痛较前明显减轻，右肩关节活动酸沉不适感顿消。患者舌淡暗、苔白，脉缓无力，辨证属气血亏虚、风寒阻络证，治以"补气血、祛风寒"。予以中药汤剂口服，方药如下：

> 葛根 40g　麻黄 12g　羌活 15g　桃仁 10g　黄芪 30g
>
> 桑枝 15g　白芍 30g　威灵仙 20g　生姜 15g　炙甘草 10g

5 剂，水煎服，日 1 剂，早、晚分服。

二诊（2023 年 9 月 7 日）：患者诉症状较前明显改善，查体后再次给予右侧枢椎关节提拉推顶复位术及左侧 C7 椎体提拉推顶手法。术毕，患者右肩关节不适基本消失，嘱其继续口服中药治疗。

【按语】患者有子宫切除病史，年过五十，形体瘦弱，右肩关节痛，遇寒加重，气血亏虚，筋失所养，再加上日常不良姿势，颈椎、胸椎关节错缝，进一步导致"筋出槽，骨错缝"。本例肩周炎从病机来讲，属肝肾不足，气血亏虚，不荣则痛；恶寒畏风，风寒、血瘀阻络，不通则痛。呈现在患者右侧肩膀筋骨衰败以致筋骨失衡，进而导致筋滞骨错，从而产生一系列临床症状。从中医筋骨构架学整体观念来说，肩周炎的治疗应重视整体与局部的相互结合，颈肩同治，重视颈椎及胸椎的结构性调整。不通则痛、不荣则痛，筋滞骨错，以骨为先，给予颈椎关节错缝手法整复，骨正筋柔，效如桴鼓；再佐以中药内服，对症治疗，标本兼顾。

病例 27

【基本信息】赵某，女，69 岁。

【主诉】左肩关节疼痛伴活动受限 3 天。

【现病史】患者诉 3 天前晨起提重物后出现左侧肩关节疼痛，活动完全受限，遂来我院急诊科就诊，医生建议行肩关节 MRI，给予外用膏药及口服药物治疗，症状未见明显缓解。现患者为求进一步系统治疗，就诊于我院门诊。

【既往史】无特殊。

【专科查体】左肩关节主动活动完全受限，无法上举、背伸，肩关节周围压痛明显，被动活动上举 60°、背伸 0°，肌力无明显下降，四肢末梢血循环可。

【辅助检查】

颈椎正侧位、张口位片：颈椎生理曲度变直，序列可，诸椎体缘骨质变尖，C5/C6、C6/C7 椎间隙变窄。双侧寰枢关节不对称，右侧关节间隙变窄，枢椎棘突未见明显偏移。

腰椎正侧位片：腰椎曲度较大，无明显侧弯，L4 椎体 I 度滑脱，腰椎棘突略有旋转，诸椎体缘骨质增生变尖。

骨盆平片：双侧骶髂关节及双髋关节对应关系可，关节间隙狭窄，关

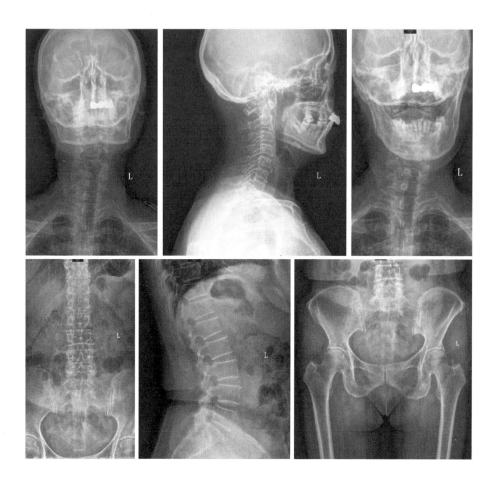

节面硬化，关节缘骨质变尖。双侧股骨头形态及密度可，左侧大转子处可见异常骨性突起。

【诊断】

西医诊断：肩周炎。

中医诊断：肩关节痛，证属气血亏虚、风寒阻络。

【治疗经过】

初诊（2023年6月13日）：触诊颈部肌肉僵硬，左肩压痛明显，给予颈椎错缝调整手法、枢椎关节提拉推顶手法复位，给予左侧C3、C4关节突关节提拉推顶手法。术毕，患者即感疼痛较前明显减轻，可主动上举60°。患者舌淡暗、苔薄白，脉弦。予以中药汤剂口服，方药如下：

葛根 30g　麻黄 10g　羌活 15g　桃仁 10g　黄芪 30g

桂枝 10g　白芍 10g　姜黄 20g　生姜 15g　炙甘草 10g

5 剂，水煎服，日 1 剂，早、晚分服。

二诊（2023 年 6 月 18 日）：患者诉症状较前明显改善，查体后再次给予左侧枢椎关节提拉推顶复位术及左侧 C3/C4 椎体提拉推顶手法，以及胸椎提拉推顶（膝顶法）。术毕，患者左肩关节不适基本消失。患者自诉口苦咽干，怕冷。舌胖淡、苔薄白，脉弦。病属少阳，给予方药如下：

柴胡 20g　黄芩 5g　姜半夏 10g　党参 10g

当归 10g　川芎 15g　白芍 30g　白术 15g

茯苓 15g　炙甘草 10g　泽泻 15g　大枣 20g

5 剂，水煎服，日 1 剂，早、晚分服。

三诊（2023 年 6 月 25 日）：患者诉症状较前明显改善，双肩关节活动基本一致，查体后再次嘱患者双手交叉抱头，给予胸椎错缝调整，守上方，剂量及用法同上。

【按语】 筋的致病因素是多种多样的，包括外感六淫、七情内伤、饮食失宜、慢性劳损以及跌仆闪挫等。患者女性，年近七旬，提重物后左肩关节受损，再加上日常不良姿势，颈椎、胸椎关节错缝，进一步导致"筋出槽，骨错缝"。从中医筋骨构架学整体观念来说，肩周炎的治疗应重视整体与局部的相互结合，颈肩同治，重视颈椎及胸椎的结构性调整。本例患者颈椎退变严重，骨错缝明显，骨是机体表现的基础，筋的状态随骨的改变而变化，骨为始动因素，应首先处理骨的问题，骨错缝得以纠正，筋的恢复才能有更好的条件，骨正筋柔。在本次诊疗中，由于患者年龄较大，颈部肌肉僵硬，且惧怕正骨手法，故手法轻柔，多次调整。每调整一次，患者自感症状改善更多。该患者不同于疼痛时间较长的慢性肩周炎患者，后一类患者往往做了相当长时间的理疗、按摩、针灸、局部注射等治疗，但因为效果不明显，或者容易反复，且疗程较长，费用高，疼痛往往难以得到有效解决，反而增加了治疗难度。该患者发病时间短，以骨为先，首先纠正骨错缝，为筋的恢复创造了良好的条件，效果好，且不易复发。

病例 28

【基本信息】王某，女，60岁。

【主诉】间断肩关节疼痛2年，加重伴活动受限1天。

【现病史】患者2年前无明显原因出现右侧肩关节疼痛，部分活动受限，休息后可有缓解，就诊于当地医院，进行推拿、膏药外敷等治疗后疼痛缓解，每遇劳累、寒凉加重，症状时轻时重。今患者晨起后突觉肩关节疼痛，上举、外展、内旋、外旋困难，经休息后未见缓解，为求进一步明确诊断及治疗，就诊于我院门诊。刻诊：患者神志清，精神欠佳，纳差，寐欠安，二便调。舌紫暗、有瘀斑，脉弦细。

【既往史】患者患有心脏病、糖尿病，心脏支架术后。

【专科查体】右肩关节未见明显肿胀，肤色正常，皮温不高，肩峰及肱二头肌长头腱明显压痛，喙突及肩峰前下方、三角肌及冈上肌、冈下肌压痛；肩关节主动活动不能，被动活动明显受限，被动活动时右肩关节上举65°、前屈60°、背伸15°、内收15°、外展60°，上举、背伸、梳头等活动受阻。右肩关节及右上肢感觉正常，血运可，肌力4级。

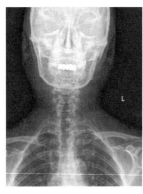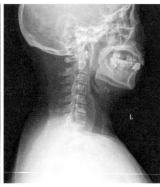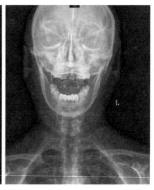

【辅助检查】

颈椎正侧位、张口位片：两侧寰枢关节间隙不等宽，右宽左窄。左侧椎体缘呈台阶样改变。寰枢关节半脱位，建议结合临床。颈椎生理曲度变直，序列可，部分椎体缘骨质变尖，C6/C7 椎间隙变窄，C6 对应项韧带处可见条状钙化影。符合颈椎病影像学表现。C6/C7 椎间盘病变可能。

【诊断】

西医诊断：粘连性肩关节囊炎。

中医诊断：痹病，证属气滞血瘀、经络痹阻。

【治疗经过】

初诊（2023 年 8 月 9 日）：予胸椎关节错缝术调整手法，再予右侧枢椎提拉推顶手法复位，以及左侧 C6 椎体提拉推顶手法。术毕，患者右上肢活动度当即改善。选取左下肢足阳明胃经足三里处明显压痛点及手太阳小肠经养老穴给予针刺治疗，并嘱患者活动右肩关节，患者自觉上举可至 120°，外展可至 150°，背伸可至 30°，水平位前屈至 120°，患者自觉疼痛明显减轻，可自行梳头。中医四诊合参，辨证施治，证属气血瘀滞、经络痹阻，治以通经活络、止痛，健脾和胃。予中药汤剂口服，方药如下：

> 葛根 15g　羌活 10g　桑枝 10g　片姜黄 10g　醋乳香 9g
>
> 醋没药 9g　姜半夏 12g　丹皮 10g　陈皮 12g　六神曲 15g
>
> 天花粉 10g　知母 10g　生姜 3 片　大枣 5 枚

5 剂，水煎服，日 1 剂，早、晚分服。

二诊（2023 年 8 月 16 日）：患者诉右肩关节疼痛及活动度有所改善，患肢上举 110°、背伸 35°。治疗予双手交叉抱头调整胸椎错缝、右侧枢椎提拉推顶手法复位、左侧 C6 椎体提拉推顶手法。患者诉腹部饱胀不适，饮食不消，右肩发凉，四诊合参，辨证施治，证属气血瘀滞、脾胃不和，给予中脘、内关、公孙、足三里针刺，同时给予腹部艾箱灸，针刺 10 分钟后患者诉矢气排出，胃胀、胃痛缓解。

三诊（2022 年 8 月 25 日）：手法予以双手交叉抱头调整胸椎错缝，给予合谷、三间、养老、天宗针刺治疗，并给予右侧斜角肌手法松解治疗。术后嘱患者自行活动肩关节，观察患者肩关节活动已正常，但活动时肱二头肌长头腱处有些许疼痛。嘱患者回去后继续加强颈部、肩关节功能锻炼，同时避风寒、调情志。

【按语】患者平素从事餐饮行业，尤以右肩关节劳累较重，既往有心脏病及糖尿病病史，今日因劳损及受寒，右肩关节损伤加重。筋骨并重，二者紧密联系，不可分割，在不同的节段、不同的时间节点，筋骨的生理状态发生了病理变化，筋骨自身与其周围的结构也将随之改变。患者日久劳累导致肩关节疼痛及活动受限，且近期复受劳损；平时不良姿势导致颈椎、胸椎关节发生改变，出现"筋出槽、骨错缝"现象。针对肩周炎，很多医者只关注局部治疗，而忽视了筋骨整体，忽视了肩部疾病与整个脊柱结构的密切联系。以骨为先，筋骨辨证，筋骨并重，为治疗本病的指导原则。以骨为先，给予胸椎、颈椎手法整复，骨正筋自柔；在筋治筋，患者肩关节疼痛尤以冈上肌、冈下肌、三角肌、肱二头肌长头腱为压痛点，多为太阳、阳明经气不通所致，根据窦汉卿《标幽赋》所言"交经缪刺，左有病而右畔取；泻络远针，头有病而脚上针"，给予足三里、养老远端针刺以激发经气，通络、舒筋、止痛；患者前后气血证型有变，辅以中药汤剂内服，注重整体调理。

病例 29

【基本信息】张某，男，57岁。

【主诉】左肩关节疼痛伴活动受限2年。

【现病史】患者2年前无明显诱因出现左肩关节疼痛症状，劳累后加重，休息后可稍减轻，因原本患有类风湿性关节炎，故而按此病规律用药，其间症状时重时轻。半年前疼痛加重并伴有左肩关节活动受限。今为求进一步诊断及治疗，前来我院就诊，门诊诊查后予"粘连性肩关节囊炎"诊断，并以此诊断为患者办理住院手续。刻诊：神志清，精神可，自行步入病房。自发病之日起，饮食可，睡眠可，二便可。

【既往史】无特殊。

【专科查体】左肩三角肌未见明显萎缩，肱骨大结节前侧及结节间沟压痛明显，肩关节被动活动良好，主动外展约60°、前屈约90°、后伸30°、上举约 100°。Jobe 试验（＋），外旋滞后征（－），落肩试验（＋），疼痛弧试验（＋）。三角肌肌力约 4 级，左肘伸肌及屈肌肌力约 3 级，肘腕关节运动正常，左上肢末梢血循环、感觉正常。

【辅助检查】

颈椎正侧位、张口位片：C4/C5、C5/C6、C6/C7 椎间盘病变可能。颈椎退行性变，生理曲度变直。

左肩彩超：左侧肩峰下－三角肌下滑囊炎，左肩肩胛下肌肌腱病，左侧肱二头肌长头腱腱鞘积液，左侧肩关节腋下囊稍增厚。

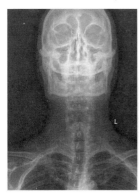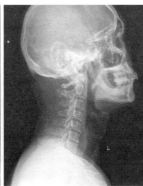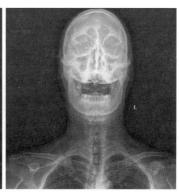

【诊断】

西医诊断：①肩周炎；②颈椎病。

中医诊断：痹证，证属脾肾两虚。

【治疗经过】接诊后随即为患者行颈部手法及正骨治疗，术毕患者即表示肩部牵掣感明显减轻。随后常规每日行针刺（取穴肩贞、肩髃、肩髎、肩臑，每日 1 次，留针 30 分钟）及中药溻渍治疗肩周局部。同时予小建中汤合肾气丸加减，方药如下：

> 桂枝 20g　附子 15g　赤芍 10g　生姜 10g
>
> 山萸肉 12g　白术 10g　党参 10g　大枣 10g
>
> 山药 15g　熟地黄 10g　炙甘草 8g

5 剂，水煎服，日 1 剂，早、晚分服。

治疗 10 日后，症状基本缓解，出院，嘱患者按时复诊。

【按语】患者罹患类风湿性关节炎多年，常年口服激素类药物及甲氨蝶呤控制，激素类药物为纯阳之品，久服耗伤肾气；甲氨蝶呤胃肠刺激明显，久之脾胃运化功能亦有所受限。肾为先天之本，脾为后天之本。患者虽看似机体盛壮，实则已在不知不觉中形成虚损。人体后背为阳，其正中督脉为阳脉之海，两侧足太阳膀胱经亦乃气血充盛之所。脾肾虚耗，气血不荣，背部即受累，加之患者平日工作劳顿，不知不觉中筋骨已受伤。据中医筋骨构架学理论，肩关节因背部避痛而处于不正当的运动轨迹中，久而久之即发生继发性损伤。

本例患者虽痛在肩，但其病在背，而根归于脾肾。治疗首先应着眼于背部病损导致的肩部疼痛，在治疗肩关节局部问题的同时，调整脊柱的基本构架，使其恢复正常，从而使肩部本身治疗事半功倍。但本例治疗的根本在于调理脾肾两脏，恢复先、后天之本。一则温中健脾，理气和胃，从而减轻甲氨蝶呤的副作用；二则温阳补肾，填精益髓，逐步减少直至停用激素类药物。所以，患者虽已觉痛减，但治疗并未结束，汤药亦应继续服用。临床若遇此类患者，应时时随访，直至患者病情趋于稳定。

病例 30

【基本信息】李某，男，73岁。

【主诉】右肩疼痛半月，加重伴活动受限5天。

【现病史】患者自诉半月前出现右肩疼痛，休息未见明显缓解，后至某医院，经中药熏洗、拔罐、针灸、干扰电治疗后症状未见改善，反而加重。后至某专科医院门诊，行右肩关节腔内注射治疗，未见明显缓解。5天来症状加重，伴活动受限，右肩背伸及上抬时尤为明显。为求得进一步系统保守治疗，今来我院就诊，门诊以"肩周炎"为诊断收治我科。患者步行入病房，发病以来神志清，精神差，右肩疼痛，伴活动受限，纳可，眠差，二便正常。

【既往史】5年前因股骨头坏死于我院行髋关节置换术，余无特殊。

【专科查体】右肩三角肌未见明显萎缩，右肱骨大结节前侧及结节间沟压痛明显，肩关节被动活动良好，主动外展约 70°、前屈约 75°、后伸 25°、上举约 110°。Jobe 试验（＋），外旋滞后征（＋），落肩试验（－），疼痛弧试验（＋）。三角肌肌力约 4 级，左肘伸肌及屈肌肌力约 4 级，肘腕关节运动正常，左上肢末梢血循环、感觉正常。

【辅助检查】

右肩关节 MRI：右冈上肌连续性可，呈炎性表现；右肱骨头软骨面下囊变；右肩关节腔、三角肌肩峰下滑囊、喙突下滑囊、结节间沟可见积液。

【诊断】

西医诊断：右肩周炎。

中医诊断：骨伤科病，证属血瘀气滞、筋脉失养。

【治疗经过】考虑以舒筋活血，理气止痛，通利关节为主。

1. 辨证用药：

（1）内服药：以解凝饮为主方，随症加减，可加白芍、醋青皮、香附以理气。养血止痛丸 6g，口服，每日 2 次。

（2）外用展筋酊于肩周阿是穴，以拇指指腹顺时针研揉，至局部皮肤发红发热为度，每日 1 次；舒筋活血祛痛膏外贴患处，每日 1 次。

（3）平乐正骨伤科外洗药，熏洗患肩，每日 2 次，每次半小时。

行上述保守治疗 2 周后症状见好转。

2. 膳食营养：以平衡膳食为基础，忌食辛辣厚腻之品，以清淡为主，中后期适当进补高蛋白、富含维生素和钙磷含量较高的食物，如牛奶、骨汤等，注重能量补充。

3. 功能疗法：①自主功能锻炼主要采用前举爬格法和侧举爬格法；②以平乐正骨按摩活筋法通利关节；③揉药法，取展筋丹少许，置于关节缝的上、前、后三点研揉；④理筋法；⑤活筋法；⑥调理气血法，用于活筋法之后，以理气止痛，每日 1 次。

疗效显著，治疗 1 个月症状明显好转，2 个月患者症状基本消除。

【按语】肩周炎的治疗原则是针对肩周炎的不同时期，或是其不同症状的严重程度采取相应的治疗措施。肩周炎的治疗以保守治疗为主。一般而言，若诊断及时，治疗得当，可使病程缩短，运动功能及早恢复。

在肩周炎早期即疼痛期，患者的疼痛症状较重，而功能障碍则往往是由于疼痛造成的肌肉痉挛所致，所以治疗主要是以解除疼痛，预防关节功能障碍为目的。缓解疼痛可采用吊带制动的方法，使肩关节得以充分休息；或用封闭疗法，在局部压痛最为明显处，注射泼尼松龙；或用温热敷、冷敷等物理治疗方法解除疼痛。必要时可内服消炎镇痛类药物，外涂解痉镇痛酊剂等外用药物。在急性期，一般不宜过早采用平乐手法推拿，以防疼痛症状加重，使病程延长。一般可自我采取一些主动运动练习，保持肩关节活动度，在急性期限过后方可推拿，以达到改善血液循环、促进局部炎症消退的目的。

在肩周炎伴发关节活动受限时，关节功能障碍是其主要问题，疼痛往往由关节运动障碍所引起。治疗重点以恢复关节运动功能为目的。可采用理疗、平乐手法等多种措施，以达到解除粘连、扩大肩关节运动范围、恢复正常关节活动功能的目的。针对功能障碍的症状，对于严重的肩周炎患者，必要时可采用麻醉下推拿的方法撕开粘连。在这一阶段，应坚持肩关节的功能锻炼。除了被动运动之外，患者应积极主动地配合，开展主动运动功能训练，主动运动是整个治疗过程中极为重要的一环。

在肩周炎恢复期以消除残余症状为主，主要以继续加强功能锻炼为原则，增强肌肉力量，恢复已发生失用性萎缩的肩胛带肌肉，恢复三角肌等肌肉的正常弹性和收缩功能，以达到全面康复和预防复发的目的。

病例 31

【基本信息】 李某，女，56岁。

【主诉】 左肩关节疼痛伴活动受限半年余。

【现病史】 患者诉半年前摔伤左肩关节，至某医院就诊，行左肩MRI示：①左侧桡骨头异常信号，考虑缺血灶或滑膜疝；②左肩肩锁关节炎；③左侧冈上肌肌腱走行区异常信号，考虑损伤；④左侧肩关节腔、肩峰下滑囊及喙突下滑囊积液；⑤左肩关节周围软组织肿胀。未行系统治疗。至我院后予关节局部熏洗、膏药贴敷后症状好转。活动后反复。刻诊：患者神志清，精神可，左肩关节疼痛、活动受限，双膝关节下蹲、站起活动困难，腰痛，夜眠欠佳，二便正常。

【既往史】 桥本甲状腺炎、甲状腺功能减退病史 3 年，口服药物（优甲乐，每日空腹 1 片）控制 1 年。血脂偏高 7 年，间断口服阿托伐他汀钙片。2010 年、2014 年因子宫肌瘤两次行手术治疗。2015 年右膝关节外伤史。

【专科查体】 右侧肩三角肌较对侧轻度萎缩，桡骨大结节前侧及结节间沟轻度压痛，肩关节被动活动欠佳，主动外展约度 90°、前屈约 60°、后伸20°、上举约 110°。Jobe 试验（＋），外旋滞后征（＋），落肩试验（－），疼痛弧试验（＋）。三角肌肌力约 5 级，肘腕关节运动正常，双上肢末梢血循环、感觉正常。左膝关节髌骨外上缘压痛明显，双膝内外侧副韧带牵拉试验（－），右膝关节髌骨周围无明显压痛，双侧膝关节内外侧无明显压痛。

【辅助检查】

颈椎正侧位片： 颈椎生理曲度变直，序列规整，C3～C7 椎间隙变窄，椎体前缘略增生。

颈椎张口位片： 两侧寰枢关节间隙欠对称，棘突明显向右偏移。

腰椎正侧位片： 腰椎生理曲度变大，L4 椎体退行性不稳，L4/L5、L5/S1 椎间隙狭窄。

骨盆平片： 双侧髋关节对应关系可，双侧髋关节间隙变窄，边缘骨质增生硬化。双侧骶髂关节间隙变窄硬化。

【诊断】

西医诊断： ①继发性肩周炎（左）；②双膝关节骨性关节炎。

中医诊断： 痹病，证属气滞血瘀。

【治疗经过】 患者 2023 年 7 月 24 日入院，每周 2 次给予颈椎旋提、胸顶等手法。患侧胸小肌喙突附着处针刀松解，每周 1 次。双膝关节松解手法：给予髂腰肌起止点、内收肌起止点松解手法。另给予髌骨松解手法，股四头肌、小腿三头肌松解手法，每日 1 次。每日行髋五针针刺 1 次，共14 次。8 月 2 日予中药汤剂，方药如下：

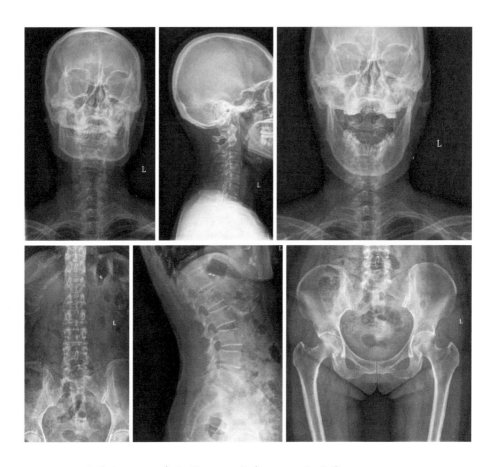

北柴胡 24g　清半夏 10g　党参 10g　炙甘草 6g

黄芩 8g　生姜 6g　大枣 18g　桑叶 30g　桂枝 10g

葛根 20g　黄芪 20g　白芍 10g　当归 15g

5 剂，水煎服，日 1 剂，早、晚分服。

8 月 7 日，更换方药如下：

党参 15g　白术 15g　茯苓 15g　炙甘草 10g

陈皮 10g　清半夏 10g　黄芪 15g　伸筋草 15g

桑叶 30g　桑寄生 20g　桔梗 10g　升麻 10g

5 剂，水煎服，日 1 剂，早、晚分服。

【按语】肩周炎，又称粘连性肩关节周围炎症，好发于 50 岁左右中年人，女性发病比例高于男性，一般无明显诱因。临床上肩周炎可分为原发性肩周炎、创伤后肩周炎及继发性肩周炎。其中原发性肩周炎发病原因不明，一般可自愈，病程持续半年到 2 年；创伤后肩周炎则是由明确的外伤或者局部软组织慢性劳损导致，如创伤、脱位局部出血机化或者固定时间较长，局部关节囊和软组织发生粘连；继发性肩周炎则是继发于某些疾病，如代谢性疾病（糖尿病、甲状腺功能亢进、甲状腺功能减退）、帕金森病、偏瘫、心脏病及肩袖损伤、肱二头肌腱鞘炎等疾病。

本例患者较为典型，有明显外伤史以及甲状腺疾病，结合患者体征，可诊断为继发性肩周炎。患者患病日久，结合其 X 线片、体态，给予颈椎正骨及患侧胸小肌松解，改善肩关节活动度。另外，患者膝关节有手术史，结合患者 X 线片，治疗应以局部、整体相结合，局部治疗联合手法松解、针刺等治疗以调整局部解剖结构。另配合中药汤剂口服。患者本人性格较外向，结合其舌象、脉象，给予小柴胡汤加减，治以补养气血、滋阴缓急、解肌调营；1 周后复诊，辨证为脾胃不和之寒热错杂，遂调整处方，予六君子汤加减。

病例 32

【基本信息】王某，女，54 岁。

【主诉】颈肩部酸痛不适 1 个月，加重半月。

【现病史】患者诉 1 个月前无明显诱因出现颈肩部酸痛不适，当地医院予以按摩、针灸等治疗后稍有减轻，半月前上述症状加重，为求进一步治疗，来我院就诊。刻诊：患者神志清，精神可，睡眠可，二便正常。舌暗、有瘀斑，脉弦细。

【既往史】无特殊。

【专科查体】颈部活动受限（约前屈 60°、背伸 25°、左侧屈 35°、右侧屈 35°、左右旋转 30°），触诊颈部曲度变直，颈部肌肉痉挛僵硬，头顶叩击试验（－），双侧椎间孔挤压试验（－），拔伸试验（－），左侧臂丛神经牵拉试验（－），右侧臂丛神经牵拉试验（－）。左肩关节活动受限，肩关节活动度：前屈上举约60°，后伸约5°，外展上举约40°，内旋约5°，外旋约5°。左侧肱二头肌短头腱部位压痛，肩胛下肌腱压痛，左侧肩部肌肉僵硬，左侧肩井压痛，无明显放射痛。左肩关节疼痛弧试验（＋）。

【诊断】

西医诊断：①肩袖损伤；②肩周炎；③颈椎病。

中医诊断：肩关节痛，证属气滞血瘀、经络痹阻。

【辅助检查】

颈椎侧位、张口位片：颈椎退行性变，寰枢关节半脱位。

磁共振平扫（场强3T）：考虑左肩关节粘连性关节囊炎，左侧肩峰下撞击，冈上肌腱及肩胛下肌腱损伤及肌腱炎，左侧肱二头肌长头腱及其盂唇复合体炎或损伤并腱鞘积液，左侧肩锁关节炎，左肩关节积液。

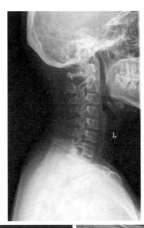
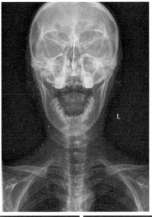

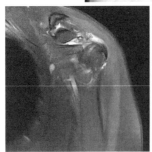
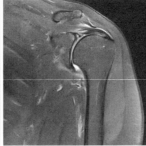
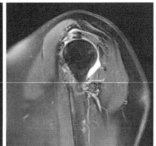

【治疗经过】

初诊（2023年7月6日）：予颈椎旋转定位扳法复位，术毕，患者左上肢活动度当即改善。选取左肩关节前后最明显的压痛点及风府穴进行温针治疗，完毕后患肢上举70°、背伸10°。中医四诊合参，辨证施治，证属气血瘀滞、经络痹阻，口服养血止痛丸，以活血化瘀、通经活络。

二诊（2023年7月13日）：患者诉左肩关节疼痛及活动度有所改善，患肢上举75°、背伸15°。予颈椎旋转定位扳法及臭氧治疗（按压局部痛点进行）。

三诊（2023年7月20日）：患者诉左肩关节疼痛及活动度有所改善，患肢上举90°、背伸30°。予手法推拿及中药膏摩治疗，以推拿手法配合院内制剂平乐展筋酊、七珠展筋散松解颈肩部肌肉及韧带。3日后患者颈椎及左肩关节周围疼痛状况改善，活动度较之前灵活，嘱患者继续治疗。

【按语】患者有近期劳损病史。中医筋骨构架学以"以骨为先、筋骨辨证、筋骨并重、在筋治筋、在骨治骨"为指导原则治疗慢性筋骨病。在不同的节段、不同的时间节点，筋骨发生了病理变化，筋骨自身与其周围结构的关系也会发生变化。患者劳损导致肩关节疼痛及活动受限，平时不良姿势导致颈椎关节错位，筋滞骨错，出现"筋出槽、骨错缝"现象。以骨为先，给予颈椎手法整复，骨正筋自柔；在筋治筋，予局部温针、臭氧、手法松解治疗以疏通经络气血，注重整体调理。后期教患者"小燕飞""爬墙"等颈肩部功能锻炼方法，嘱其长期坚持适度功能锻炼。

第五章

腰部疾患

病例 33

【基本信息】冯某，女，32 岁。

【主诉】腰部疼痛 1 年余，加重 3 天。

【现病史】患者于 1 年前劳累后出现腰部疼痛不适，劳累后加重，严重时膏药贴敷及药物口服（具体不详），休息后稍有缓解，但反复发作。3 天前因久坐、劳累后腰痛加重，遂来就诊。刻诊：患者神志清，精神差，纳可，眠差，小便可，大便干。舌质暗，脉弦。

【既往史】无特殊。

【专科查体】俯卧位腰部肌肉触之僵硬，L3、L5 棘突间隙及棘突旁关节突处压痛、叩击痛明显。站立位：屈腰试验（－），后伸试验（＋），双侧侧弯试验（－）。仰卧位：屈颈试验（＋），挺腹试验（＋），左侧直腿抬高试验 60°（＋）、加强试验（＋），右侧直腿抬高试验 70°（＋）、加强试验（＋），双侧"4"字试验（－），骨盆挤压分离试验（－）。双下肢深浅感觉正常，双侧膝腱反射正常，双侧跟腱反射减弱，病理反射未引出，四肢肌力、肌张力、深浅感觉可，末梢血循环、运动基本正常。

【辅助检查】

颈椎正侧位片：颈椎反弓，序列尚可，部分椎体骨质增生变尖，C5/C6、C6/C7 椎间隙变窄，椎旁软组织未见异常。

颈椎张口位片：两侧寰枢关节间隙欠对称，左侧稍宽右侧稍窄，棘突未见明显偏移。

腰椎正侧位片：腰椎侧弯、曲度明显变直，序列欠规整，L3、L5 椎体后移（后滑脱Ⅰ度），部分椎体缘骨质增生变尖，L3 ~ S1 椎间隙变窄。

骨盆平片：双侧髋关节及骶髂关节对应关系可，关节间隙可；双侧股骨头形态可，股骨头颈部欠光整；双侧髂骨面骨质硬化，左侧为著。

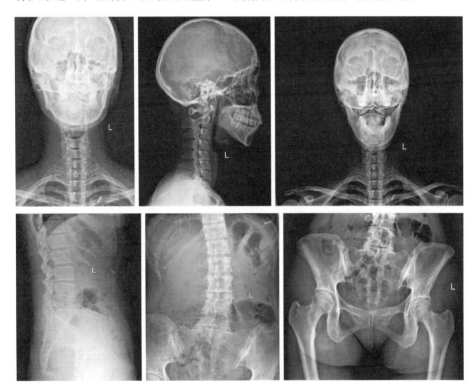

【诊断】

西医诊断：腰椎滑脱。

中医诊断：痹病，证属气滞血瘀。

【治疗经过】

初诊（2023 年 8 月 28 日）：先予颈椎手法调整（腰痛缓解）；腘绳肌拉伸后，腰痛明显减轻（腘绳肌拉伸：患者取仰卧位，屈髋屈膝，将其中一下肢抬起，双手十字交叉抱紧大腿后侧，脚尖向下绷紧，然后将大腿前侧贴近胸部，尽力向上伸直，坚持 5 秒后，换另一侧下肢，交替做 3 遍），嘱患者日常行腘绳肌拉伸锻炼。

【按语】筋骨构架学强调以骨为先。对于慢性筋骨病，在治疗时应首先考虑骨的问题，且应贯穿于治疗全过程。先正骨、后理筋，骨正则筋柔。但在什么部位正骨、正骨后要达到什么样的效果，是治疗退行性脊柱病和骨关节病应着重思考的问题。针对该患者，考虑为力向上传导进而导致颈椎发生改变，治疗上通过对颈椎进行手法整复，患者腰部症状得到缓解，证实该病关键在于颈椎。我们认为筋与骨是有机的整体，二者在结构上不可分割，在功能上互根互用，在病理上相互影响，体格检查发现患者下肢肌肉紧张，嘱患者进行腘绳肌拉伸后，腰痛明显减轻即可证实。

病例 34

【基本信息】陈某，男，69 岁。

【主诉】腰痛 10 余天。

【现病史】患者于 10 天前劳累（干农活）后出现腰部疼痛不适，休息后可缓解，劳累加重，遂来就诊。刻诊：患者神志清，精神尚可，纳眠一般，二便可。舌质暗，脉弦细。

【既往史】无特殊。

【专科查体】俯卧位腰部肌肉触之僵硬，L4、L5 棘突间隙及棘突旁关节突处压痛、叩击痛明显。站立位：屈腰试验（-），后伸试验（+），双侧侧弯试验（-）。仰卧位：屈颈试验（+），挺腹试验（+），左侧直腿抬高试验 70°（+）、加强试验（+），右侧直腿抬高试验 60°（+）、加强试验（+），双侧"4"字试验（-），骨盆挤压分离试验（-）。双下肢深浅感觉正常，双侧膝腱反射正常，双侧跟腱反射减弱，病理反射未引出。四肢肌力、肌张力、深浅感觉可，末梢血循环、运动基本正常。双下肢不等长：左下肢长。

【辅助检查】

颈椎正侧位片：颈椎稍侧弯，曲度变直，序列可，椎体缘骨质增生变尖，C4～C7椎间隙不同程度狭窄。

颈椎张口位片：两侧寰枢关节间隙不等宽，左窄右宽，棘突偏移。

腰椎正侧位片：腰椎生理曲度存在，序列可，椎体缘骨质变尖，T12椎体略呈楔形，L5椎体左侧横突肥大；L3/L4、L4/L5、L5/S1椎间隙变窄。椎旁软组织内未见明显异常密度影。

骨盆平片：双髋关节对应关系可，关节间隙略窄，双侧髋臼缘骨质稍增生变尖，关节面硬化。双侧股骨头形态、密度尚可，股骨头颈部骨皮质稍欠光整，左侧股骨转子间见斑片状高密度影。双侧骶髂关节对应关系可，关节间隙稍窄，关节面硬化。

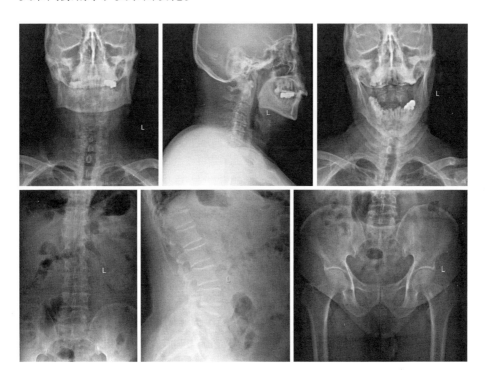

【诊断】

西医诊断：腰痛。

中医诊断：痹病，证属气滞血瘀。

【治疗经过】

初诊（2023年9月8日）：患者右侧卧，予蹬左腿及腰椎、胸椎手法调整后，腰痛明显减轻；再予舒筋活血祛痛膏外用。

【按语】从生物力学的角度来讲，脊柱－骨盆－下肢在生物力学上是一体的，三者之间任一方出现生物力学的改变，久之将会影响其余两方。存在长短腿的患者，日常的行走等活动所产生的力的传导现象，在"脊柱－骨盆－下肢"系统中是不对称的，若未能及时得到矫正，将发生代偿与失代偿现象，影响脊柱的承重力学，进而造成脊柱结构和功能的变化。因此，我们格外重视整体观念，对于腰椎疾病，处理腰椎局部问题的同时也要调整骨盆、下肢、足踝，故该患者予右侧卧、蹬左腿手法调整骨盆问题后，腰痛明显减轻；再予以胸椎、腰椎手法调整，恢复脊柱平衡，并配合舒筋活血祛痛膏以活血祛瘀、消肿止痛，体现了整体治疗的思想。

病例 35

【基本信息】郭某，男，51 岁。

【主诉】左臀部及小腿疼痛及麻木 20 天余。

【现病史】患者于 20 天前久坐后出现左臀部及小腿疼痛麻木，自行贴敷膏药未见明显好转，现为求系统诊治，遂至我院门诊就诊。

【既往史】无特殊。

【专科查体】腰椎生理曲度变直，腰部活动度略受限。双下肢直腿抬高试验（－），L5/S1 棘突旁压痛、棘突上叩击痛（＋），且伴左下肢放射痛；左臀部环跳穴处压痛明显。骨盆挤压分离试验（－），双侧梨状肌紧张试验（－）。颈部 C1/C2、C5/C6、C6/C7 棘突旁压痛明显，双侧臂丛神经牵拉试验（－），双侧椎间孔挤压试验（－）。

【辅助检查】

颈椎正侧位片：颈椎生理曲度变直，序列可，部分椎体缘骨质增生，C5/C6、C6/C7 椎间隙略变窄。

颈椎张口位片：两侧寰枢关节间隙略不等宽，右窄左宽。

腰椎正侧位片：腰椎生理曲度变直，序列规整，部分椎体缘骨质增生变尖，L5/S1 椎间隙稍狭窄。

骨盆平片：骨盆构成诸骨未见明显异常，关节对应关系可，关节面硬化，关节缘骨质略变尖，双侧股骨头形态及密度可。

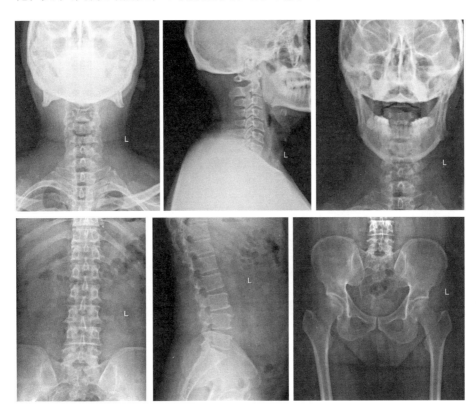

【诊断】

西医诊断：腰椎间盘突出。

中医诊断：痹病，证属气滞血瘀。

【治疗经过】

初诊（2023 年 8 月 25 日）：左侧极度屈髋屈膝伸小腿对抗，突然牵拉，效果明显。

复诊（2023 年 8 月 28 日）：坐位手法调颈椎，患者自觉臀部及小腿疼痛、麻木进一步缓解。

【**按语**】在初诊时经影像学检查结合查体，考虑患者为久坐姿势不良引起骨盆旋移导致的整体构架失衡，在予骨盆旋移纠正后患者症状明显减轻。

在脊柱－骨盆－下肢整体结构中，骨盆作为中间结构，有着承上启下的作用，是脊柱平衡稳定的基础，当脊柱的下位承重结构——骨盆、下肢及双足的任何部分失去解剖结构和功能位置的对称性时，都会影响脊柱的承重力学，进而造成脊柱结构和功能的变化。脊柱问题往往隐藏着骨盆和下肢生物力学的失衡；骨盆及下肢生物力学失衡时，也影响脊柱的整体曲线和承重力线。当骨盆的结构和位置出现问题时，上承的脊柱也会出现问题。该例患者即为骨盆结构问题导致腰椎和颈椎的构架出现问题，在调整了骨盆和颈椎结构后，患者症状明显改善。

病例 36

【基本信息】马某，女，40岁，教师。

【主诉】腰部及左臀部疼痛伴活动受限2月余。

【现病史】患者于2个月前无明显诱因出现腰部及左臀部疼痛，活动受限，自行在家中贴敷膏药，症状有所缓解。后症状持续反复，现为求系统诊治，遂来我院门诊就诊。刻诊：舌质红、苔白，脉弦紧。

【既往史】无特殊。

【专科查体】腰椎活动度受限（前屈30°，背伸0°，左右旋转15°，左右侧弯曲15°）。L4/L5、L5/S1棘突旁压痛、叩击痛明显，不伴有下肢放射痛；左臀部广泛压痛。双下肢直腿抬高试验、加强试验（－），双下肢不等长（左腿较右腿长），梨状肌紧张试验（－）。颈椎生理曲度变直，颈部下段棘突旁压痛明显。双侧臂丛神经牵拉试验（－），双侧椎间孔挤压试验（－）。双上肢肌力可。

【辅助检查】

颈椎正侧位片：颈椎生理曲度稍变直，序列尚可，部分椎体缘可见骨质增生硬化征象，C4/C5、C5/C6椎间隙稍变窄，椎旁软组织未见明显异常。

颈椎张口位片：两侧寰枢关节间隙略不等宽，右窄左宽，寰枢关节缘可见台阶样改变。左肺上野区域可见多发点片状高密度影。

　　腰椎侧位片：腰椎稍侧弯、曲度存在，序列尚可，部分椎体缘骨质增生、变尖，L4/L5、L5/S1 椎间隙变窄，其椎体相对缘可见密度增高。L5 右侧横突肥大，并与骶骨形成假关节。

　　骨盆平片：双侧髋关节对应关系可，关节边缘骨质增生、硬化，双侧股骨头形态完整，密度尚均匀。双侧骶髂关节对合关系可，关节间隙变窄，关节边缘骨质变尖，关节面硬化。L5 右侧横突肥大，与骶骨形成假关节。

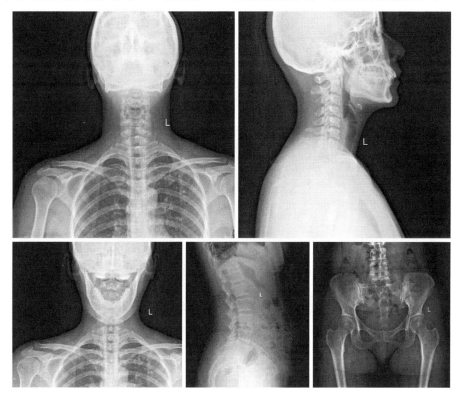

【诊断】

　　西医诊断：腰椎间盘突出、长短腿。

　　中医诊断：腰痛，证属气滞血瘀。

【治疗经过】

　　初诊（2023 年 8 月 25 日）：予左侧极度屈膝屈髋突然牵拉，坐位调颈椎。中医四诊合参，辨证为气滞证，治以行气止痛，予中药汤剂，方药如下：

木香 10g 枳壳 10g 桔梗 10g 桂枝 10g 白芍 10g 生姜 6g

大枣 10g 醋香附 10g 制川乌 5g 醋郁金 10g 炙甘草 6g

麸炒薏苡仁 20g 苦参 10g 艾叶 10g

3 剂，水煎服，日 1 剂，早、晚分服。

二诊（2023 年 8 月 28 日）：患者诉经初诊治疗后，腰臀部疼痛症状有所好转，但仍有残余不适症状。予坐位调颈椎、骨盆开合手法、左侧极度屈膝屈髋突然牵拉、俯卧位腹部垫枕。

【按语】在查体过程中发现，该患者存在明显的长短腿（左腿较右腿长），经影像检查发现患者骨盆存在旋转移位，予左下肢屈膝屈髋牵拉手法后患者腰臀部疼痛症状有所缓解，双下肢长度趋近一致。考虑该患者腰臀部疼痛为长短腿的一个继发症状，随后诊察脊柱－骨盆－下肢整体，解决长短腿诱发的其他问题（颈椎骨结构的变化、腰椎生理曲度变大）。中医筋骨构架学认为长短腿患者，在日常活动中其双下肢负重会产生差异、不均衡。从生物力学的角度来讲，脊柱－骨盆－下肢在生物力学上是一体的，三者之间任一方结构出现生物力学的改变，久之将会影响其余两方。存在长短腿的患者，日常的行走等活动所产生的力的传导在"脊柱－骨盆－下肢"系统中是不对称的，若未能及时得到矫正，将发生代偿与失代偿现象。反过来，脊柱侧弯、骨盆旋移、双下肢不等长也会影响力的传导，引发新的问题。解决了原发问题和继发问题后，患者的症状自然就有所好转。此外，中医筋骨构架学还注重内外兼治，在诊治过程中，医者发现患者情绪郁结，故初诊时给予中药汤剂，疏肝行气，并辅以止痛药物，内外共调。

病例 37

【**基本信息**】赵某，女，71 岁。

【**主诉**】腰部疼痛伴左下肢麻木 2 个月。

【**现病史**】患者于 2 个月前无明显诱因出现腰部疼痛，伴左下肢麻木、酸胀，翻身不能，咳嗽、打喷嚏时加重。2023 年 5 月 22 日就诊于某医院，行 6 次局部封闭治疗，效果不佳。今为求进一步治疗，遂来我院就诊。患者乘轮椅由家属推入诊室，自发病以来神志清，精神可，纳眠差，小便可，大便干。舌质淡，脉细。

【既往史】 无特殊。

【专科查体】 患者存在弯腰凸臀征，腰部活动度受限。站立位：屈腰试验（＋），后伸试验（＋），双侧侧弯试验（－）。仰卧位：屈颈试验（＋），挺腹试验（＋），左侧直腿抬高试验 40°（＋）、加强试验（＋），右侧直腿抬高试验、加强试验（－），双侧"4"字试验（＋）。俯卧位腰部肌肉触之僵硬，L4、L5 棘突间隙及棘突左旁关节突处压痛、叩击痛明显，且按压及叩击时有中度疼痛向左侧臀部和左小腿放射。双下肢深浅感觉正常，双侧膝腱反射正常，双侧跟腱反射减弱，病理反射未引出，四肢肌力、肌张力、深浅感觉可，末梢血循环、运动基本正常。

【辅助检查】

颈椎正侧位片：颈椎生理曲度变直，序列尚可，C2～C7 椎间隙变窄，部分椎体缘可见骨质增生硬化征象，椎旁软组织未见明显异常。

腰椎正侧位片：腰椎明显侧弯，曲度变直，部分椎体缘骨质增生变尖，L1/L2、L4/L5 椎间隙变窄，其椎体相对缘可见密度增高。

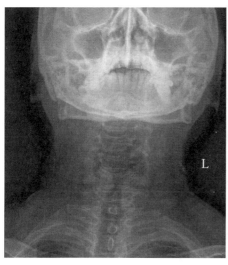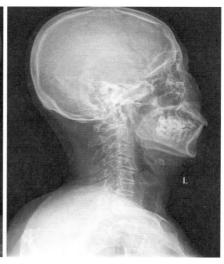

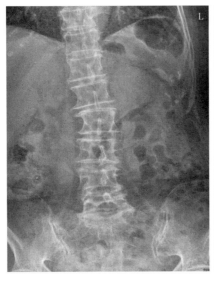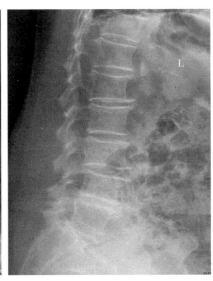

【诊断】

西医诊断：腰椎间盘突出。

中医诊断：痹病，证属脾肾虚寒。

【治疗经过】

初诊（2023年7月22日）：予以背法（腰部疼痛较前减轻），再予颈椎、胸椎手法调整（腰部疼痛进一步改善）；中医四诊合参，辨证施治，证属脾肾虚寒，治以补肾健脾，散寒祛湿，予以中药汤剂口服，方药如下：

> 党参15g　黑顺片10g　龙骨15g　牡蛎15g
>
> 艾叶10g　薏苡仁20g　炒火麻仁10g　桂枝10g
>
> 白术10g　威灵仙10g　川牛膝6g　杜仲10g
>
> 桑寄生10g　烫狗脊10g　炙甘草6g　葛根20g

5剂，水煎服，日1剂，早、晚分服。

患者住院治疗，予以中药熏洗、牵引等系统理疗。

【按语】筋与骨是有机的整体，二者在结构上不可分割，在功能上互根互用，在病理上相互影响。诊疗疾病时，应从局部到整体，再由整体到局部，才能对疾病形成完整的认识，制订出完整的治疗方案。该患者的治疗过程中，局部上，通过背法，调整、理顺了腰椎的结构；整体上，通过对颈椎、胸椎的手法整复（力向上传导，导致颈椎、胸椎亦发生改变），使患者腰部症状得到进一步改善。中医筋骨构架学强调内外兼治，患者年过七旬，四诊合参，辨证施治，证属脾肾虚寒，以补肾健脾、散寒祛湿为治则，予以中药汤剂内服，内外兼治，并配合住院系统理疗，疗效更佳。

病例 38

【基本信息】石某，女，47 岁，教师。

【主诉】腰疼 5 年，加重伴双脚底疼痛 2 个月。

【现病史】患者自诉 2017 年因腰疼就诊于某医院，行 CT、MRI 等检查后诊断为"腰椎间盘突出症"，住院治疗后效果不佳，来我院进行系统治疗后症状有所好转。2 个月前无明显诱因出现腰疼伴双脚底疼痛（右侧为重），遂来就诊。刻诊：患者神志清，精神可，纳可，眠差，二便可。舌质暗，脉弦细。

【既往史】无特殊。

【专科查体】患者腰椎外观无畸形，腰椎生理曲度变大，腰部活动度无受限。站立位：屈腰试验（＋），后伸试验（＋），双侧侧弯试验（－）。仰卧位：屈颈试验（＋），挺腹试验（＋），左侧直腿抬高试验 50°、加强试验（＋），右侧直腿抬高试验、加强试验（－），双侧"4"字试验（－），骨盆挤压分离试验（－）。俯卧位腰部肌肉触之僵硬，叩击痛明显，且按压及叩击时有中度疼痛向左侧臀部、左下肢放射。胸腹垫枕试验（＋）。双下肢深浅感觉正常，双侧膝腱反射正常，双侧跟腱反射减弱，病理反射未引出，四肢肌力、肌张力、深浅感觉可，末梢血循环、运动基本正常。

【辅助检查】

颈椎正侧位片：颈椎生理曲度变直，序列规整，C3～C6 椎间隙变窄，椎体前缘略增生。

颈椎张口位片：双侧寰枢关节基本对称，枢椎棘突未见明显偏移。

腰椎正侧位片：腰椎生理曲度变直，L5/S1 椎间隙明显，椎体前缘明显骨质增生。

腰椎 MRI（外院，2017 年 10 月 26 日）：腰椎退行性变；L4/L5、L5/S1 椎间盘突出，硬膜囊左侧受压明显。

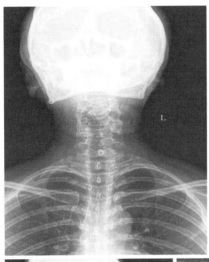 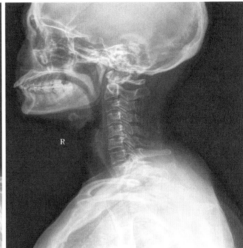

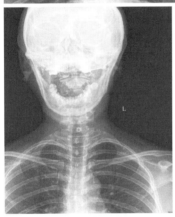 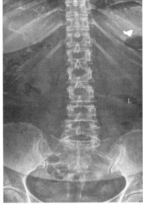 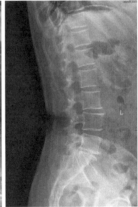

【诊断】

西医诊断：①腰椎间盘突出；②腰椎滑脱。

中医诊断：腰痛，证属气滞血瘀。

【治疗经过】

初诊（2023 年 7 月 17 日）：先予颈椎、胸椎手法调整（腰部疼痛较前缓解），后予腰椎（L4）颠法（腰部、双脚底疼痛明显缓解）。

二诊（2023 年 7 月 24 日）：患者诉腰部、双脚底疼痛较前明显减轻，久站、久坐后加重。治疗予以胸椎手法调整，后予颈椎手法调整，并嘱患者进行臀桥、腘绳肌拉伸锻炼。

【按语】人体是功能与结构的统一体，两者相互依存，不能分离。功能对结构起决定作用，结构的改变又对功能起反作用，这实际上体现了整体与局部的辩证关系。整体不等于各个局部相加之和，整体大于局部之和，故诊疗中应重视整体思维。该患者腰部及双脚底疼痛，从整体考虑，病位在腰，但不单单是腰椎骨错引起，应整体考虑。故在诊疗中，依据影像学和体格检查予以颈椎、胸椎手法调整，患者腰部疼痛较前缓解；后予以腰椎颠法（L4，主要是使滑脱椎体间产生向后挤压力，减轻剪切应力，纠正矢状面旋转，从而纠正滑脱，恢复腰椎的正常解剖结构，调整腰椎的生理曲度，改善腰椎的生物力学平衡），颈、胸、腰皆调，整体治疗，术后腰部、双脚底疼痛明显缓解；二诊予以胸椎、颈椎手法调整，并嘱患者进行功能锻炼，恢复筋骨的平衡。

病例 39

【基本信息】刘某，女，60岁。

【主诉】腰臀部疼痛伴活动受限1天。

【现病史】患者家属代诉1天前晨起后出现腰臀部疼痛，伴左下肢疼痛、活动受限（自左臀外侧至左大腿外、左踝外侧），疼痛剧烈，俯仰不适，翻身困难，咳嗽、打喷嚏疼痛加重，不能久坐、久站、久行，站立、弯腰则腰部及左下肢疼痛症状加重，休息后未见明显缓解。为求得系统治疗，来我院就诊，急诊以"腰痛"为诊断收治我科。患者由家属用轮椅推至病房，发病以来，神志清，精神差，纳可、眠差，二便正常。舌淡、苔薄白，脉弦细。

【既往史】膝关节疼痛。

【专科查体】腰椎生理曲度变大，腰部肌肉触之僵硬，L4/L5、L5/S1棘突旁压痛、叩击痛明显，左侧严重，且向左侧臀部、左下肢放射，左侧放射至左足面及左足踇趾。屈腰试验（+）、垫胸垫腹试验（+），咳嗽试验（+），左侧"4"字试验（+），左侧直腿抬高试验45°（+）、加强试验（+），右侧直腿抬高试验75°（-）。右下肢小腿膝关节以下外侧至右足面感觉迟钝、麻木，左足踇趾背伸肌肌力4级，左跖屈肌肌力4级，右足背伸肌肌力5级、跖屈肌肌力5级，左侧膝腱、跟腱反射稍见减弱，右侧膝腱、跟腱反射正常，病理反射未引出，四肢末梢血循环正常。左膝关节疼痛明显，左膝压痛明显，上下楼、下蹲等均有疼痛，左侧髌周压痛，左侧髌骨研磨试验（+）；左侧内外侧胫股关节面压痛明显，左侧内侧副韧带牵拉试验（+），左侧外侧半月板挤压试验（+）、膝关节研磨挤压试验（+），麦氏征（+），左膝活动无明显受限，左侧股四头肌肌力约4级，双侧膝跟腱反射正常，病理反射未引出。

【辅助检查】

颈椎正侧位片： 颈椎生理曲度变直，序列规整，C3～C6椎间隙变窄，椎体前缘略增生。

颈椎张口位片： 双侧寰枢关节基本对称，枢椎棘突未见明显偏移。

腰椎正侧位片： 腰椎生理曲度变直，L5/S1椎间隙明显，椎体前缘明显骨质增生。

【诊断】

西医： 腰椎间盘突出。

中医诊断： 腰痛，证属气滞血瘀。

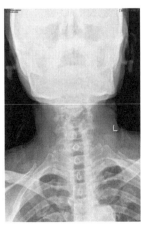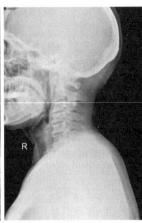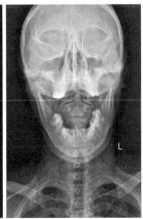

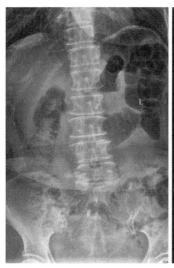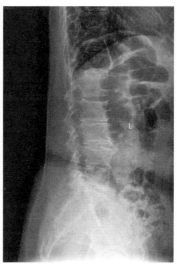

【诊疗经过】

初诊（2023 年 5 月 25 日）：触诊患者颈部肌肉紧张，左右肩不等高，颈椎两侧关节突关节压痛明显，给予颈椎定点旋转复位法。后给予行胸椎提拉推顶法，嘱患者取坐位，双手交叉抱于脑后，术者两上肢穿过患者上肢与头部间的空隙，嘱患者低头，两肘关节同时向下向内收紧，术者胸壁贴紧患者胸椎关节错缝部位，借助胸肌力量和上肢力量将患者胸椎上提，术中可闻及明显"咔哒"声。术毕，患者感觉腰部及左下肢疼痛明显减轻，继续给予中药熏洗等基础治疗。

二诊（2024 年 5 月 30 日）：患者症状较前明显缓解，再次给予颈椎定点旋转复位法、胸椎提拉推顶法等手法治疗。嘱患者近期多卧床休息，指导患者进行平板支撑、死虫子式等核心力量锻炼以及腘绳肌拉伸锻炼等（具体方法参见第一章），避免久坐久站、过度屈髋等动作，坚持适度功能锻炼。

【按语】患者 1 天前晨起后出现腰臀部疼痛伴活动受限，结合患者为职员，长期伏案工作，体格检查屈腰试验、垫胸垫腹试验、咳嗽试验、左侧"4"字试验、左侧直腿抬高试验阳性，左侧内侧副韧带牵拉试验、左侧外侧半月板挤压试验、膝关节研磨挤压试验、麦氏征阳性。年届六十，肝肾不足，不通则痛，不荣则痛，发为本病；又有左膝关节疼痛，脊柱整体平衡状态改变，又在急性期发生腰椎退行性变，通过对颈椎、胸椎进行手法整复，从局部到整体，再由整体到局部。术毕患者腰臀部、膝部症状有明显改善，嘱其回病房放松心情，继续治疗，尽量避免劳累，注意病情变化。医者不应拘泥于"腰痛治腰"的传统思路，除了腰椎、骨盆外，也要关注颈椎的病变情况，从整体入手调整整个脊柱的筋骨平衡，疗效更佳。

病例 40

【基本信息】王某，男，35 岁。

【主诉】腰部疼痛 2 月余，加重伴左下肢麻木、活动受限 1 个月。

【现病史】患者自述 2 个月前在家中搬重物时腰部不慎扭伤，久行、久站、久坐、弯腰时加重，休息后有所缓解。在当地医院行针灸、烤电治疗后未见缓解。后在按摩店行推拿、牵引治疗后症状再次加重伴腰部活动受限，左下肢疼痛无力（沿臀部大腿外侧至小腿外侧）。今为求进一步治疗，遂来我院就诊，门诊以"腰椎间盘突出"收治我科。患者步入病房，神志清，精神尚可，纳眠可，二便正常。舌淡、苔薄白，脉弦细。

【既往史】无特殊。

【专科查体】腰椎生理曲度变直，腰部活动度无受限。站立位：屈腰试验（＋），后伸试验（＋），双侧侧弯试验（－）。仰卧位：屈颈试验（－），挺腹试验（＋），左侧直腿抬高试验 50°（＋），加强试验（＋），右侧直腿抬高试验、加强试验（－），屈膝屈髋试验（－），左侧"4"字试验（＋），骨盆挤压分离试验（－）。俯卧位腰部肌肉触之僵硬，左臀部压痛明显，L3、S1 棘突间隙及棘突左旁关节突处压痛、叩击痛明显，且按压及叩击时有中度疼痛向左侧臀部放射；胸腹垫枕试验（＋）。双下肢深浅感觉正常，双侧膝腱反射正常，双侧跟腱反射减弱，病理反射未引出，四肢肌力、肌张力、深浅感觉可，末梢血循环、运动基本正常。

【辅助检查】

腰椎 CT（外院，2023 年）：腰椎生理曲度存在。L3/L4 椎间盘后缘呈膨出样改变，硬膜囊受压；L4/L5、L5/S1 椎间盘后缘见局限突出影，硬膜囊受压。余未见明显异常。

颈椎正侧位片：颈椎生理曲度存在，序列规整，椎体缘骨质稍变尖，椎间隙未见明显狭窄，椎旁软组织未见明显异常。

颈椎张口位片：两侧寰枢关节间隙不等宽，左窄右宽，椎体缘稍呈台阶样改变，棘突略偏移。

腰椎正侧位片：腰椎稍侧弯、曲度稍变直，序列尚可，部分椎体缘骨质增生硬化，L5/S1 椎间隙变窄。

骨盆平片：双髋关节及双侧骶髂关节对应关系可，关节间隙未见明显狭窄，关节缘骨质稍变尖，双侧髋臼包容性欠佳，双侧股骨头形态、密度可，右侧股骨头颈部可见小片状低密度影，周围软组织未见明显异常。

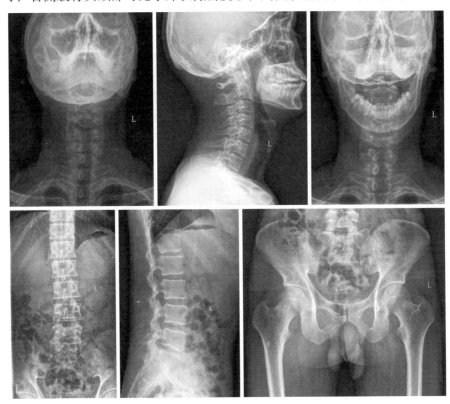

【诊断】

西医诊断：①腰椎间盘突出；②梨状肌综合征。

中医诊断：腰痛，证属气滞血瘀。

【治疗经过】

2023年8月31日患者入院，予手法调颈椎及中药汤剂口服，方药如下：

麸炒枳壳 10g　竹茹 15g　陈皮 10g　茯苓 15g　清半夏 10g

牛膝 6g　黄连 3g　北柴胡 10g　白芍 12g　炙甘草 6g

5剂，水煎服（浓煎），日1剂，早、晚分服。

经治疗，患者腰部疼痛明显缓解，左下肢麻木减轻。住院期间予中药熏洗、溻渍、艾灸等治疗以舒筋活血通络，并于2023年9月16日重复手法治疗，进一步巩固疗效。

【按语】 患者重力劳累后损伤腰部，造成筋骨损伤，超出肢体承受能力，气血进行补偿，气滞血瘀；结合体格检查左侧直腿抬高试验、加强试验及左侧"4"字试验阳性，腰椎CT示L3/L4椎间盘后缘呈膨出样改变，诊断为腰椎间盘突出。在询问患者病史过程中发现患者在损伤期行腰部按摩后，症状加重伴腰部活动受限，左下肢疼痛无力（沿臀部大腿外侧至小腿外侧），又嗜食肥甘厚味，观察影像学后判断为颈源性腰痛，治疗上采取下病上治的方法。采取调颈椎手法，改善整体应力变化，另予中药汤剂，通过清胆利湿、舒筋活络，治疗局部气血瘀滞。

病例 41

【基本信息】 曹某，男，60岁。

【主诉】 腰部疼痛不适伴右下肢疼痛1个月。

【现病史】 患者诉1个月前无明显原因出现腰部疼痛不适伴右下肢疼痛，久坐及久站后症状加重，经针灸理疗后未见明显缓解，今为求系统治疗，遂来就诊。刻诊：患者神志清，精神差，步入病房，纳可，眠差。舌质红、苔薄白，脉弦涩。

【既往史】 无特殊。

【专科查体】腰椎活动稍受限。腰椎活动度：前屈 60°，后伸 10°，左侧屈 25°，右侧屈 25°。腰部肌肉稍紧张、僵硬，腰椎棘突上、棘突间有明显压痛，L4~S1 棘突上叩痛明显。双侧直腿抬高试验（+），双侧"4"字试验（+）。右下肢肌力减弱，双下肢皮肤感觉正常存在，双下肢足背动脉搏动正常。肛周反射存在，肛门括约肌无松弛。胸、腹部皮肤感觉无异常。髌阵挛：双侧（−）。踝阵挛：双侧（−）。双侧巴宾斯基征（−）。

【辅助检查】

腰椎正侧位片：腰椎稍侧弯，序列尚可，L4/L5、L5/S1 椎间隙狭窄，部分椎体骨质增生硬化。

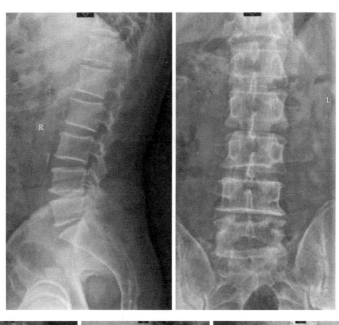

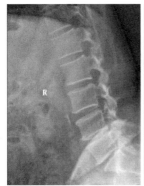 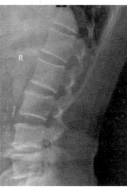 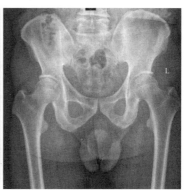

腰椎过伸过屈位片：过伸过屈位腰椎序列尚可。

骨盆平片：双侧髋关节对应关系可，双侧髋臼包容性欠佳，双侧股骨头形态、密度可。双侧骶髂关节间隙变窄硬化。

【诊断】

西医诊断：腰椎间盘突出。

中医诊断：筋骨病，证属气滞血瘀。

【治疗经过】 2023 年 8 月 24 日患者入院后先给予正骨复位；患者取仰卧位躺于诊疗床上，左下肢屈膝，将左脚放置于右膝关节外侧，脚掌踏实诊疗床面，术者将患者左膝关节向外、向右肩关节方向推，嘱患者控制左膝关节用力向外顶（调整骨盆左旋移位）。左侧行狮身人面法（调整腰椎侧弯）：患者去枕俯卧，双腿并拢，双手环抱诊疗床，术者立于床旁，一手按于患者病变的腰椎棘突处，另一手按住患者的双踝向下压。然后指导患者胸部以上不动，腰部以下侧卧屈髋屈膝，头部贴着检查床并转头看向术者。嘱患者发动腰腹肌力量向上抬腿，对抗术者按压踝部施加的压力，坚持 5 秒，3 次为 1 组。术毕，患者自觉腰部酸困、疼痛症状明显缓解。2023 年 8 月 30 日重复上述治疗。2023 年 9 月 8 日出院前继续给予上述正骨复位。

上述正骨复位共 3 次，其间分别给予牵引、中药熏洗、热敷等松筋养筋骨治疗，配合口服院内制剂补气血、强筋骨类药品，内外兼治、筋骨并重。出院后佩戴腰围支撑稳定结构，加强功能锻炼，强化肌肉力量，以促进筋骨平衡。

病例 42

【基本信息】 田某，女，49 岁。

【主诉】 腰部疼痛不适伴左下肢疼痛 3 天。

【现病史】 患者 3 天前劳累后出现腰部疼痛不适伴左下肢疼痛，转侧困难，入夜时症状明显加重，经休息后未见明显缓解，今为求系统保守治疗，遂来就诊。刻诊：患者神志清，精神一般，步入病房。自发病之日起，饮食可，睡眠一般。舌质淡、苔薄，脉弦细。

【既往史】无特殊。

【专科查体】腰部肌肉稍紧张、僵硬，腰椎棘突上、棘突间有明显压痛，L4~S1棘突上叩痛明显。双侧直腿抬高试验（+），双侧"4"字试验（+）。左下肢肌力减弱，双下肢皮肤感觉正常存在，双下肢足背动脉搏动正常。肛周反射存在，肛门括约肌无松弛。胸腹部皮肤无异常感觉区域。髌阵挛：双侧（–）。踝阵挛：双侧（–）。双侧巴宾斯基征（–）。

【辅助检查】

腰椎正侧位片：腰椎曲度变直，序列尚可，L4/L5椎间隙狭窄，部分椎体骨质增生硬化。

腰椎过伸过屈位片：过伸过屈位腰椎序列尚可。

骨盆平片：双侧髋关节对应关系可，关节边缘骨质增生、硬化，双侧股骨头形态完整，密度均匀。双侧骶髂关节对合关系可，关节间隙变窄，

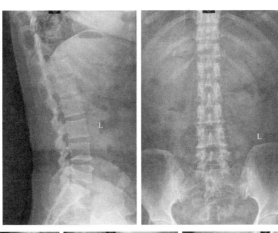

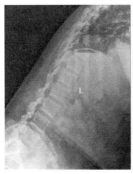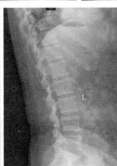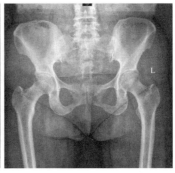

关节面骨质硬化。

【诊断】

西医诊断：腰椎间盘突出伴坐骨神经痛。

中医诊断：筋骨病，证属肝肾亏虚。

【治疗经过】2023 年 8 月 12 日患者入院后先给予正骨复位：患者取仰卧位躺于诊疗床上，右下肢屈膝，将右脚放置于左膝关节外侧，脚掌踏实诊疗床面，术者将患者右膝关节向外、向左肩关节方向推，嘱患者控制右膝关节用力向外顶（调整骨盆右旋移位）。右侧行狮身人面法（调整腰椎侧弯）：患者去枕俯卧，双腿并拢，双手环抱诊疗床，术者立于床旁，一手按于患者病变的腰椎棘突处，另一手按住患者的双踝向下压。然后指导患者胸部以上不动，腰部以下侧卧屈髋屈膝，头部贴着检查床并转头看向术者。嘱患者发动腰腹肌力量向上抬腿，对抗术者按压踝部施加的压力，坚持 5 秒，3 次为 1 组，术毕，患者自觉腰部疼痛明显缓解。2023 年 8 月 19 日重复上述治疗。2023 年 8 月 28 日出院前继续给予上述正骨复位。

上述正骨复位共 3 次，其间给予牵引、中药熏洗、中药溻渍等活络松筋养骨治疗，并配合口服院内制剂补气养血、强筋壮骨，内外兼治、筋骨并重。出院后佩戴腰围支撑稳定结构，加强功能锻炼，强化肌肉力量，以稳定疗效，促进筋骨平衡。

病例 43

【基本信息】李某，女，81 岁。

【主诉】腰背部疼痛 1 周。

【现病史】患者 1 周前劳累后出现腰背部酸困、疼痛症状，自行修养调适，未见明显缓解。今为求明确诊断及治疗，前来我院就诊，门诊诊查后予"腰椎间盘突出"诊断，并以此诊断收治入院。自发病来，神志清，痛苦面容。纳、眠差，大便 6 日未解，正常排气，小便正常，精神尚可。舌质暗红、苔白，脉弦。

【既往史】无特殊。

【专科查体】腰椎生理曲度变直，当 T10～L3 棘突上及棘旁压痛、叩击痛，无放射痛；双侧 L3 横突压痛，臀中肌、梨状肌无压痛。直腿抬高试验：左侧（－），右侧（＋）；加强试验：左侧（－），右侧（＋）；双侧"4"字试验（＋）。右侧髂腰肌肌力、胫前肌肌力 4 级，右侧踇伸肌肌力 4 级，余肌力未见明显异常。右小腿外侧皮肤感觉减退，双侧膝跳反射正常、跟腱反射正常，病理征未引出。

【辅助检查】

腰椎骨密度： 骨质疏松。

胸椎 MRI： T9、T10 椎体压缩骨折并骨髓水肿，周围软组织水肿，考虑 T11 椎体血管瘤胸椎退行性变；T10、T12 椎体许莫氏结节，胸椎脂肪沉积。

腰椎 MRI： 考虑腰椎骨质疏松改变，T12、L3 椎体许莫氏结节。L2/L3 椎间盘变性、突出（右椎间孔型），L3/L4、L4/L5 椎间盘变性、膨出。L3～L5 水平黄韧带肥厚。腰椎退行性变。

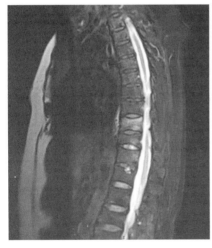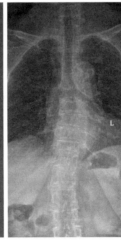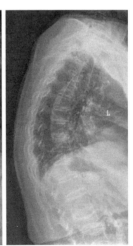

【诊断】

西医诊断： ① T9、T10 椎体骨折；②腰椎间盘突出。

中医诊断： 腰痛，证属肝肾亏虚。

【治疗经过】入院后常规行中药溻渍及艾灸治疗，配合口服三七接骨丸、养血止痛丸及非甾体抗炎药物治疗，疼痛虽有减轻，夜间仍觉痛甚。

经与患者及其家属商议，为患者行脊神经后支阻滞，次日患者已不觉明显疼痛。后续治疗1周，未再反复。嘱患者规律用药，定期复查，为患者办理出院手续。

【按语】患者年逾八十，虽未经暴力损伤，依然发生骨折病情。是因年老体衰，肾中精气匮乏，不能濡养脏腑，加之肝肾同源，水不涵木，故而肝肾亏虚，筋骨失健，气血不足，循行不畅。又因疲劳过度，从而导致经络受阻，气血运行不畅，筋肉僵凝，筋弛骨软，发生骨折，即现代医学所谓的骨质疏松。

本例患者及其家属恐惧手术风险，故而选择保守治疗。骨质疏松在中医筋骨构架学理论中是骨质本身结构的异常，治疗时自然不能仅仅着眼于骨折局部，患者全身机能的调整亦应放置于重要的位置。在快速缓解患者疼痛已成为如今治疗老年椎体压缩骨折共识的当下，如何快速消除疼痛，使患者恢复正常生活自理能力是为关键。在本例患者治疗过程中，我们遵循由浅及深、循序渐进的原则，中西结合，内外并举，取得了较好的临床疗效。这正是应用了中医筋骨构架学将身体局部问题放在整体中解决的思维。

病例 44

【基本信息】史某，女，50岁。

【主诉】颈腰部疼痛伴双下肢放射痛、麻木1年。

【现病史】患者1年前长时间伏案工作后出现颈肩部、腰骶部疼痛，伴两大腿后侧间断性麻木、放射痛，行走活动时症状显著，间歇性跛行，近期因自觉下肢疼痛、麻木症状呈逐渐加重趋势，故来院就诊。

【既往史】无特殊。

【专科查体】颈椎生理曲度变直，颈部、肩背部肌肉紧张，局部可触及软组织条索样改变，局部压痛，颈椎后伸、右侧弯及旋转等活动轻度受限，C3～C6椎体两侧压痛。叩顶试验（-），双侧椎间孔挤压试验（-）。双肩关节周围压痛，右肩为著，双肩关节上举、背伸等活动受限，右肩关节活动受限重于左肩。双侧臂丛神经牵拉试验（－），双上肢感觉、肌力可，右侧霍夫曼征（－），左侧霍夫曼征弱阳性。腰椎生理曲度变直，腰部肌肉紧张，L3～S1椎体棘突间隙及两侧横突周围压痛、叩击痛弱阳性，腰椎前屈、后伸及左右侧弯、旋转活动轻度受限。双侧直腿抬高试验70°（－），双侧"4"字试验（－）。双膝关节周围压痛，右膝关节较左侧重，双膝关节活动度受限。双侧抽屉试验（－），双膝内外侧副韧带挤压试验（－）。双侧跟腱、膝腱反射稍减弱，双下肢肌力可，双侧巴宾斯基征（－）。

【辅助检查】

颈椎正侧位 DR：颈椎稍侧弯、退行性变，C2/C3、C3/C4双侧椎间孔稍变窄，寰枢关节有失稳可能。

腰椎正侧位 DR：L4椎体退行性不稳。腰椎稍侧弯、退行性变。

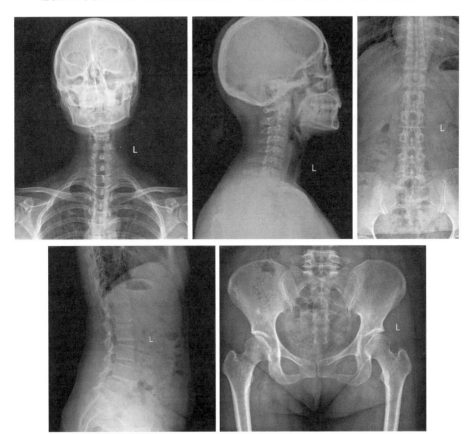

骨盆平片：双侧骶髂关节及双髋关节退行性变，双髋关节有撞击综合征可能。

【诊断】

西医诊断：腰椎椎管狭窄、腰椎滑脱。

中医诊断：腰痛，证属血瘀气滞。

【治疗经过】

初诊（2022 年 7 月 15 日）：触诊患者颈部肌肉紧张，C3～C6 两侧关节突周围可触及"结节""条索"，局部压痛明显。结合患者影像，予颈椎提拉推顶手法纠正颈椎错位及小关节紊乱。术毕患者诉颈肩部有轻松感，行走活动后自觉臀部及大腿后侧疼痛、麻木、发紧感缓解。嘱患者行"五点支撑"及"腹式呼吸"训练，以增强核心肌力，改善脊柱稳定性。

二诊（2022 年 7 月 22 日）：触诊颈部关节错缝情况及肌肉紧张度较前改善，再次予颈椎提拉推顶手法，进一步调整颈椎错位。术毕患者诉腰骶部及臀部、大腿后侧明显轻松。再予腰椎颠法以纠正腰椎滑脱：两名术者互相抓握对方前臂，形成一道"桥"，患者俯身，伏于"桥"上，术者将相互紧握的双手置于约平 L4 椎体位置处腹部，嘱患者放松，双足悬空，身体挂于"桥"上。两名术者同时发力"颠"动患者腰部，重复 3 次。术毕患者诉颈肩部、腰骶部及大腿后侧疼痛均明显减轻。

三诊（2022 年 7 月 23 日）：患者诉腰骶部、臀部及大腿后侧疼痛减轻，行走距离明显改善。重复腰椎颠法，以进一步纠正腰椎滑脱。嘱患者坚持"五点支撑"及"腹式呼吸"功能锻炼，提升核心力量以稳定腰椎。

【按语】患者为长期伏案工作者，平素缺乏锻炼，核心肌力较差。从影像看，患者无椎弓峡部裂，为退变性因素所致，属假性滑脱。整体来看，患者颈椎、腰椎、骨盆均存在不同程度的退行性变、错缝、紊乱等问题，且互为因果。导致患者腰椎椎管狭窄的一个重要原因即是腰椎滑脱，是"骨"的问题，而骨的问题也必然伴随"筋"的问题。中医筋骨构架学强调"以骨为先"，而"以骨为先"应遵循整体与局部的辩证统一，既着眼于腰椎局部的筋与骨，也要纵观脊柱整体，看到颈椎、腰椎上下之间的影像。因此治疗中先调颈椎，再正腰椎，同时辅以"五点支撑""腹式呼吸"等功能锻炼，增强核心肌力，进而维持脊柱的稳定性。

病例 45

【**基本信息**】郝某，女，44 岁。

【**主诉**】腰痛伴右下肢放射痛 10 天。

【**现病史**】患者 10 天前劳累并着凉后出现腰部疼痛伴右下肢放射性酸困、疼痛，站立及行走活动时症状加重，腰椎活动不利，经休息及"理疗"后未见明显缓解，故来就诊。

【**既往史**】无特殊。

【**专科查体**】腰椎生理曲度变直，腰部肌肉紧张，L3～S1 棘突及棘突右侧压痛、叩击痛，疼痛可放射至右下肢；右侧骶髂关节、梨状肌周围压痛，腰椎前屈、后伸活动受限。左侧直腿抬高试验 80°（－），右侧直腿抬高试验 45°（＋）、加强试验（＋）；左侧"4"字试验（－），右侧"4"字试验（＋）。腱反射可，双下肢感觉、肌力可，双侧巴宾斯基征（－）。

【**辅助检查**】

腰椎正侧位 DR：腰椎生理曲度变直，稍侧弯，L3/L4、L4/L5 椎间盘病变可能，L2、L3 椎体上端许莫氏结节可能。

骨盆平片：骨盆稍侧倾，双侧髋关节、骶髂关节退行性变。

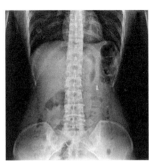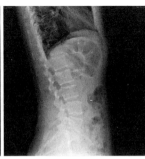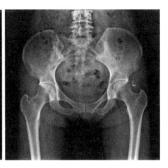

【**诊断**】

西医诊断：腰椎间盘突出。

中医诊断：腰痛，证属寒湿痹阻。

【治疗经过】

初诊（2022年4月8日）：以狮身人面法调整腰椎侧弯，患者去枕俯卧，面部转向右侧，双腿并拢，双手环抱检查床，上半身胸部紧贴诊疗床，下半身屈膝屈髋转向右侧，至诊疗床边双下肢腾空。术者立于床旁，一手按于患者病变的腰椎棘突处，另一手按住患者的双踝予以垂直向下压，同时嘱患者双腿用力向上抬，与术者进行对抗，坚持5秒，连续做3次。术毕，患者下床行走活动诉右下肢酸困、疼痛感减轻。嘱患者行腘绳肌拉伸锻炼：仰卧位，屈髋屈膝，将其中一下肢抬起，双手十字交叉抱紧大腿后侧，脚尖向下绷紧，然后将大腿前侧贴近胸部，尽力向上伸直，坚持5秒后，换另一侧下肢，交替做3遍为1组，每日行3~5组，以不加重症状为度。

二诊（2022年4月15日）：患者诉腰部疼痛及活动改善，行走活动时右下肢仍感酸痛。予腰椎弹压法正骨复位：患者取俯卧位，术者立于患侧，一助手双手抓握患者右足踝部，使下肢与床面成45°，逐渐加力牵引下肢。另使一助手双手置于患者双侧腋窝下牵拉固定。两位助手同时缓慢用力牵拉，牵伸患者椎间隙，同时松解腰部肌肉、小关节，术者双手掌叠按于患椎右侧，以上半身力量通过上肢传到局部，快速、连续发力，弹压数次后闻及弹响声，即告复位成功。术毕，患者诉下肢疼痛减轻，并自觉右下肢有发热感。嘱患者注意卧床休息2~4小时，下床时佩戴护腰，可继续行"腘绳肌拉伸""五点支撑"等功能锻炼，以改善下肢、骨盆、脊柱力线，提升腰椎稳定性。

三诊（2022年4月22日）：患者诉腰部及右下肢疼痛减轻，行走活动明显改善。再以狮身人面法调整腰椎侧弯，予口服养血止痛丸、外用平乐正骨自制舒筋活血祛痛膏药继续辅助治疗。嘱患者避免久坐，坚持适度功能锻炼。

【按语】平乐正骨"筋滞骨错"理论的内涵有狭义与广义之分，其狭义内涵指筋骨本身的一种病理状态，导致筋骨空间位置结构发生改变或（和）生理功能状态发生异常；其广义内涵指筋骨本身及其相关组织结构的病理改变，导致筋骨局部或（和）全身生理功能发生异常。中医筋骨构架学对典型腰椎间盘突出导致的神经根性疼痛的治疗，要求以骨为先。退行性脊柱及骨关节病患者出现神经根受压，正骨是改善神经根、椎间盘及周围组织关系的有效的解决办法，不先正骨，难以纠正骨错缝，扩大椎间隙、椎间孔，那么神经、血管的卡压不能在初期得到很好的处理。结合患者的影像及查体所见，再辅以松解肌肉、筋膜手法，调整脊柱力线手法及核心肌力锻炼等，从而松筋、正骨、束骨，持续取得较好的效果。

病例 46

【基本信息】李某，女，56 岁。

【主诉】间断性腰骶部疼痛 1 年余。

【现病史】患者 1 年前劳累后间断出现腰部、骶尾部疼痛，疼痛可牵涉两侧臀部，左侧为著，伴骶尾部皮肤间断性麻木，腰椎活动受限，曾间断进行"理疗""贴膏药"治疗，病情时轻时重、反复未愈。近来自觉腰骶部疼痛呈逐渐加重趋势，尤以晨起腰部活动时显著，今为求系统诊疗，故来就诊。

【既往史】无特殊。

【专科查体】腰椎生理曲度变直，腰部肌肉紧张，腰椎前屈活动受限明显，L5/S1 椎体棘突间隙及棘突两侧压痛、叩击痛弱阳性。左侧臀大肌、臀中肌、梨状肌肌张力稍高，局部压痛。双侧股神经牵拉试验（－），双侧直腿抬高试验 80°，双侧"4"字试验（－），双侧梨状肌紧张试验（－）。双下肢皮肤感觉可，双下肢肌力可，双侧巴宾斯基征（－）。

【辅助检查】

腰椎正侧位过伸过屈位 DR：L5 椎体前滑脱（Ⅰ度）伴椎弓峡部裂可能，L5/S1 椎间盘病变可能，腰椎退行性变。

颈椎张口位、侧位 DR：符合颈椎病影像学表现。C6/C7 椎间盘病变可能，寰枢关节半脱位。

骨盆平片：双侧髋臼发育不良，考虑双髋关节撞击综合征；双侧骶髂

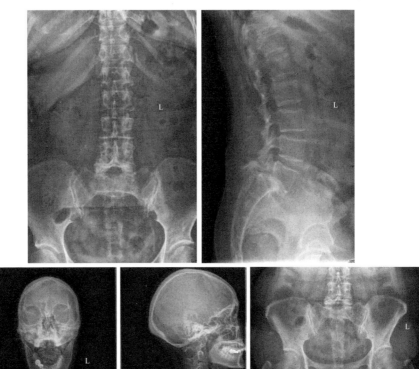

关节及双髋关节退行性变。

【诊断】

西医诊断：腰椎滑脱。

中医诊断：腰痛，证属血瘀气滞。

【治疗经过】

初诊（2023年2月17日）：患者取坐位，以提拉推顶手法纠正寰枢关节错位。术者立于患者身后，术者右肘屈曲环抱患者下颌部固定，左手拇指置于患者枢椎左侧块旁，嘱患者低头，下颌向右肩部转动，待左手拇指下肌张力增大时，颈部稍屈曲，术者右肘上提患者头颈部，左手向患者鼻尖方向发力，可听到明显的骨缝错动的"咔哒"声，表示复位成功。继续以此法纠正C3～C6节段关节错缝，触诊颈部两侧肌肉较前明显放松，指腹下两侧关节突关节感觉基本对等，无明显凸起。再以胸椎提拉推顶手法

（胸顶法）纠正上胸椎关节错位。嘱患者起身行走活动，稍活动腰部，患者诉腰骶部及左侧臀部疼痛减轻，尤其坐位起身时活动较前改善。指导患者行"臀桥""抱膝贴胸式"腰部功能锻炼，提升核心肌力，增强腰椎稳定性。

二诊（2023年2月22日）：患者诉腰骶部、左侧臀部疼痛及麻木减轻，晨起时，由卧位、坐位起身时腰骶部仍感疼痛。触诊寰枢椎及余椎体，继续以提拉推顶手法进一步纠正寰枢关节及颈椎小关节错位，调整颈椎侧倾，再以腰椎颠法纠正L5椎体滑脱。术毕，患者诉腰骶部、左侧臀部疼痛进一步减轻，弯腰、坐位起身等活动改善。嘱患者坚持行"臀桥""抱膝贴胸式"等腰部功能锻炼，提升核心肌力，增强腰椎稳定性。

【按语】人体的正常功能需要各部位的"筋"与"骨"相互协调，保持相对平衡，这也是平乐正骨"筋滞骨错"理论的平衡观所强调的重要内容。在日常生活中，如果长期的姿势不良、肢体负重不均衡或过度劳累等，超出肢体正常负荷，就会影响脊柱－骨盆－下肢的力线平衡，进入代偿、失代偿阶段后，相对平衡状态被打破，即表现出脊柱、骨盆、关节等的相关症状。该病例中患者从事餐饮工作，低头、弯腰时间较多，且工作劳累程度较重，故颈椎、腰椎均有明显退行性变。从临床症状来看，患者为腰椎滑脱，以腰骶部疼痛为重，卧床休息时减轻，晨起腰部活动时加重，症状主要在腰部；但从病因来说，颈椎、胸椎错位导致的脊柱力线的改变，也是引起腰骶部疼痛的重要原因。因此，治疗中先纠正患者颈椎、胸椎错位，再调整腰椎，将脊柱作为一个整体，调整其力线，改善腰骶部、骨盆周围症状。后期尽量避免或减少过度劳累、着凉、不良姿势等因素，坚持核心肌力锻炼，提升脊柱－骨盆的稳定性，建立脊柱－骨盆－下肢新的平衡，方可取得持久的疗效。

病例 47

【基本信息】李某，男，38岁。

【主诉】腰痛伴左下肢麻木2月余。

【现病史】患者 2 个月前负重后出现腰部疼痛及左下肢麻木，麻木放射至脚趾，行走约 100 米出现左下肢疼痛、麻木，休息后症状缓解不明显，遂至当地诊所行正骨及膏药外敷等治疗 10 天，效果欠佳。后至某医院行腰椎 MRI 检查，结果：①腰椎退行性改变；②L4/L5 椎体终板炎；③L3/L4 椎间盘变性并膨出；④椎体后缘 HIZ；⑤L4/L5 椎间盘突出、变性，相应层面椎管变窄。1 个月前来我科就诊，行系统保守治疗后下肢麻木仅在站立位时出现，腰部疼痛在久坐后出现。患者今为求进一步系统保守治疗，来我科就诊，门诊以"腰痛"为诊断收治入院。刻诊：患者神志清，精神可，自行步入病房，夜眠可，饮食可，二便调。

【既往史】2021 年行 L4/L5 椎间盘微创手术。

【专科查体】未见弯腰凸臀征，不能坐、站、行，稍行走、站立、弯腰即见腰部及左下肢疼痛麻木症状加重。腰椎生理曲度变直，腰部肌肉触之僵硬，腰部肌肉无明显压痛，L4/L5 椎体左侧压痛明显，且向左侧下肢放射至左侧脚踝。屈颈试验（－），垫胸垫腹试验（－），咳嗽试验（－），双侧"4"字试验（－），左侧直腿抬高试验 70°（＋）、加强试验（＋），右侧直腿抬高试验 70°（－）。双足背伸、屈曲及足蹬趾屈伸肌力正常，右侧膝腱反射稍见亢进，左侧膝跟腱反射正常，病理反射未引出，四肢末梢血循环正常。

【辅助检查】

颈椎正侧位片：颈椎生理曲度变直，序列规整，C3～C7 椎间隙变窄。

颈椎张口位片：两侧寰枢关节间隙不等宽，左窄右宽，寰枢关节缘可见台阶样改变。

腰椎正侧位片：腰椎生理曲度变直，L4/L5、L5/S1 椎间隙狭窄。

骨盆平片：双侧髋关节对应关系可，关节边缘骨质增生、硬化，双侧股骨头形态完整，密度均匀。双侧骶髂关节对合关系可，关节间隙变窄，关节面骨质硬化。

【诊断】

西医诊断：腰椎间盘突出。

中医诊断：痹病，证属气滞血瘀。

【诊疗经过】首次行髋五针针刺，患者自觉腰部及下肢疼痛缓解。配合

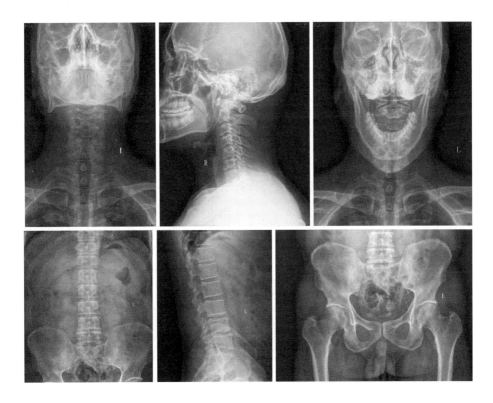

双侧仰卧位抱膝拉伸。

　　3日后行颈椎正骨手法，结合髋五针，患侧髂腰肌、内收肌起止点、患侧小腿三头肌手法松解，患肢腘绳肌、比目鱼肌腱弓、承筋穴等针刺得气后，患者下肢疼痛缓解，小腿麻木症状缓解。

　　又3日，再次行颈椎手法正骨、胸椎正骨等手法，患者诉下肢疼痛进一步缓解。给予患侧悬钟穴埋针治疗2日后取针。

　　2日后患者诉下肢麻木明显缓解，仅余左足麻木症状。四诊合参，辨证施治，证属气滞血瘀，治宜益气通经、和血通痹、缓急止痛。开具中药方剂如下：

　　　　桂枝24g　白芍12g　炙甘草6g　生姜5g　大枣6g　黄芪20g

　　6剂，水煎服，日1剂，早、晚分服。

　　【按语】本例患者有腰部微创病史，患者自诉经手术后卧床休息1年左右，此间左下肢疼痛、麻木并无明显改善。本次入院，笔者详询其工作经历以了解其职业特性、身体长期处于何种姿势。患者自诉开货车十余年，由此可知其有久坐情况。司机一般长期处于坐姿，但并不能保持坐位时脊柱处于中立位，大多数是腰椎后凸、骨盆后倾的状态。结合患者腰椎影像可知，其腰椎生理曲度变直，骨盆后倾，因此需要重新调整其腰椎与骨盆的关系。然而由于其长期久坐，病痛已有年余，故查颈椎平片，结果示颈部出现生理曲度变直、侧弯等情况。查体见患者左下肢（患侧）较对侧内旋甚，故给予其左下肢髂腰肌、内收肌等手法松解。其长期骨盆后倾，后侧腘绳肌、小腿三头肌缩短，故告知患者行仰卧位抱膝拉伸，并给予其小腿后侧拉伸。另行髋五针、埋针悬钟穴配合神经卡压点松解以调节下肢力线和神经敏感度。

查患者舌苔、脉象及其疼痛性质，辨证为痹病之气滞血瘀，故给予黄芪桂枝五物汤以益气通经、和血通痹、缓急止痛。本案例为典型的腰椎间盘突出术后迁延不愈，治疗时将整体观、内外兼治、有形观（下肢力线失常、疼痛、姿势异常）与无形观（局部神经根水肿、气血失常）结合，达到了较为理想的效果。

病例 48

【基本信息】马某，女，40 岁。

【主诉】腰骶部伴左下肢疼痛 1 月余。

【现病史】患者 1 个月前久坐后出现腰骶部左侧疼痛，左下肢内侧自觉紧绷感，遂至当地医院，行针灸、烤电等治疗半月后疼痛缓解，但紧绷感无明显变化。

【既往史】无特殊。

【专科查体】未见弯腰凸臀征。弯腰时见左侧腰骶部疼痛，腰椎生理曲度变直，腰部肌肉触之僵硬，腰椎诸椎体椎旁压痛，无叩击痛、放射痛。屈颈试验（–），咳嗽试验（+），双"4"字试验（–），左侧直腿抬高试验 30°（+）、加强试验（+），右侧直腿抬高试验 60°（–）。双足踇趾背伸肌肌力 5 级，双跗屈肌肌力 5 级，双足背伸肌肌力 5 级，双侧膝腱、跟腱反射正常引出，病理反射未引出，四肢末梢血循环正常。

【辅助检查】

颈椎正侧位片：颈椎轻度退行性变。考虑 C4/C5、C5/C6 椎间盘病变。

颈椎张口位片：考虑寰枢关节失稳。左肺上野区域多发点片状高密度影。

腰椎正侧位片：L4/L5、L5/S1 椎间盘病变可能。L4/L5、L5/S1 椎体相对缘终板炎。腰椎退行性变。L5 右侧横突肥大并腰骶假关节形成。

骨盆平片：双侧髋关节、骶髂关节退行变。L5 右侧横突肥大，与骶骨形成假关节。

腰椎 MRI（2023 年 8 月 15 日，外院）：L4/L5 椎间盘突出。腰椎退行性变。

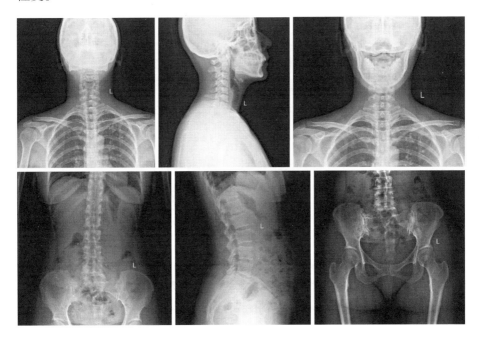

【诊断】

西医诊断：腰椎间盘突出。

中医诊断：痹病，证属气滞血瘀。

【治疗经过】

初诊：2023 年 9 月 4 日给予髋五针针刺，患侧髂腰肌起止点、内收肌起止点、小腿三头肌松解手法。侧卧位蹬左腿，每日 3 次。

2023 年 9 月 6 日给予颈椎旋提手法及中药汤剂口服，方药如下：

黑顺片（先煎）1g　白术 30g　白芍 20g　茯苓 15g　生姜 10g

共 3 剂，水煎服，日 1 剂，早、晚分服。

患者诉颈部手法后出现左下肢麻木症状，以左足外侧及左足第 4、5 趾为著，遂给予患肢针刺治疗。

2023 年 9 月 11 日给予左侧悬钟穴埋针治疗。后每日给予患肢电针针刺环跳、殷门、委中、承筋、承山、阳陵泉、阴陵泉，一次 20 分钟。治疗 3 次后诉下肢症状明显缓解。

【按语】腰椎间盘突出好发于久坐、久站人群。该患者为教师，有明确的久站史。腰椎间盘突出的诊断以 MRI 为金标准，在 MRI 上主要观察突出的椎间盘与椎管、神经根等的关系。本例患者腰椎 MRI 上明显有后凸表现，但患者临床表现较轻，非手术治疗意愿强烈，故选择保守治疗。详阅患者平片，发现其存在骨盆后倾、腰椎生理曲度变直及腰椎侧弯等情况。采用针刺、手法松解、骨盆纠正等改善患者脊柱－骨盆的相对关系，缓解其症状。

本病有一特点，即经颈部正骨手法调整后，患者下肢症状加重。因此，应考虑本病可能不属于颈源性腰痛的范畴。而后期患者经过局部治疗后出现症状缓解，应是腰椎－骨盆－四肢结构的问题，通过纠正骨盆旋移（侧卧蹬腿）、松解下肢神经卡压，患者下肢活动、麻木等问题明显缓解。由此我们应该思辨的是，何时可以"下病上治"，疾病病位到底是在筋还是在骨，以及如何确定疾病治疗的时机。这些是平乐正骨"筋滞骨错"理论平衡观中所论述的思维，以及筋骨时空观中阐述的疾病不同时机、不同阶段的辨证诊疗思路。

病例 49

【基本信息】郭某，男，51 岁。

【主诉】腰部疼痛 2 年余，加重伴左下肢麻木 1 月余。

【现病史】2 年前劳累后出现腰部疼痛、僵硬、酸沉不适，无下肢麻木、放射痛、无力及腰部活动受限等症状，休息后缓解。其后多次出现腰部疼痛、僵硬、酸沉不适，休息及外用活血止痛膏药多能缓解。1 个月前开车后出现腰部疼痛、僵硬加重，伴下肢放射痛、麻木不适，休息后症状缓解不明显，今日来我院住院治疗，门诊以"腰椎间盘突出"为诊断收住我科。近 1 个月以来，精神尚可，体力下降，饮食、睡眠尚可，大小便正常，生命体征平稳。

【既往史】无特殊。

【专科查体】腰椎生理曲度尚可，腰部肌肉触之僵硬，L4/L5、L5/S1 棘突旁压痛、叩击痛明显，左侧严重，且向左侧臀部、下肢放射。屈腰试验（＋），"4"字试验（－），左侧直腿抬高试验 50°（＋）、加强试验（＋），右侧直腿抬高试验 60°（－）、加强试验（－）。左小腿前外侧感觉迟钝、麻木，左足姆趾背伸肌肌力 5 级，左跖屈肌肌力 5 级，右足背伸肌肌力 5 级，若跖屈肌肌力 5 级，双侧膝腱、跟腱反射正常，病理反射未引出，四肢末梢血循环正常。

【辅助检查】

颈椎正侧位片：颈椎生理曲度变直，序列规整，C3 ～ C7 椎间隙变窄。

颈椎张口位片：两侧寰枢关节间隙不等宽，右窄左宽，棘突可见轻度偏右，寰枢关节缘可见台阶样改变。

腰椎正侧位片：腰椎生理曲度变直，L4/L5、L5/S1 椎间隙狭窄，部分椎体骨质增生硬化。

腰椎 MRI（2023 年 3 月 29 日，外院）：① L3/L4、L4/L5、L5/S1 椎间盘突出；②腰椎体骨质增生；③ L3、L4 椎体终板炎；④下腰段椎管狭窄；⑤ L3 ～ L5 水平棘间软组织水肿；⑥腰骶部皮下浅筋膜炎。

骨盆平片：双侧髋关节对应关系可，双侧髋臼包容性欠佳。双侧骶髂关节对合关系可，关节间隙变窄，关节面骨质硬化。

【诊断】

西医诊断：腰椎间盘突出。

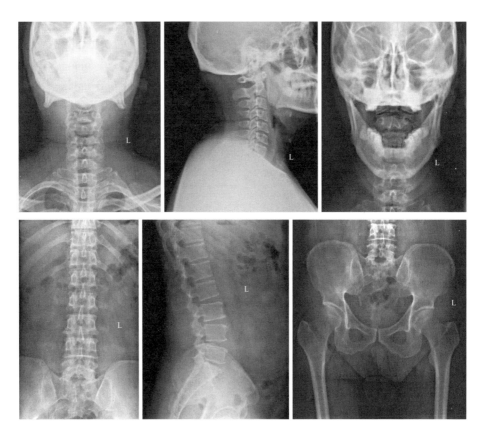

中医诊断：痹病，证属阴阳两虚。

【诊疗经过】给予艾灸、中药熏洗、中药封包、普通针刺、中药硬膏热贴敷（平乐筋骨痛消膏）。每周给予 1 次颈椎旋提、胸椎提顶手法。每日给予髋五针，髂腰肌拉伸、松解，小腿三头肌松解，内收肌群手法松解等治疗各 1 次，共 14 天。每日患者自行仰卧位抱膝拉伸，双侧各 3 次，每日 3 次。

结合患者舌苔、脉象后辨证为阴阳两虚证，给予患者中药汤剂，具体方药如下：

桂枝 12g　白芍 12g　炙甘草 10g　生姜 10g　大枣 30g

龙骨 20g　牡蛎 20g

3 剂，水煎服，日 1 剂，早、晚分服。

治疗后患者腰部疼痛、僵硬较前明显缓解。

【按语】这里我们强调，对所有的慢性筋骨病，一定要详询病因，辨其病因是内因还是外因，针对病因选择治疗方案。患者此次发病出现在长时间开车后，应考虑患者长期处于屈髋屈膝的状态，导致腰部生理曲度发生变化，且腰椎间盘长期受压，对神经根造成挤压，从而引起患侧神经根症状。本例患者体态异常，腹大，圆肩，影像学检查示腰骶部曲度明显变大。因此对其治疗重点放在了调整体态上。采用手法松解患者髂腰肌起止点、内收肌起止点以及小腿三头肌。无论是骨盆前倾还是后倾，髂腰肌的松解都是必要的。患者发病日久，应考虑五脏（肝肾）与五体（筋骨）的相互影响，病久耗血伤阴，患者舌暗、苔薄、脉紧，为肾气亏虚之痛证，故采用桂枝加龙骨牡蛎汤加减以温经通络、补益肝肾、活血止痛。

中医筋骨构架学的思路还包括"内外兼治"，尤其是在久病之人可能会出现正气损耗的情况下，这时要考虑采用中药通过调节脏腑气血从而达到濡养筋骨的目的。

病例 50

【基本信息】房某，女，53 岁。

【主诉】腰部伴右下肢后外侧疼痛 8 月余。

【现病史】患者自诉 8 个月前吹冷风后出现腰部伴右下肢后外侧疼痛，休息后稍缓解，劳累后症状加重，遂至当地医院行针灸、艾灸、推拿治疗，症状有所缓解。今患者为求进一步系统保守治疗，至我科就诊，门诊以"腰椎间盘突出"为诊断收治入院。刻诊：患者神志清，精神可，自行步入病房，饮食可，二便调。

【既往史】无特殊。

【专科查体】患者不能坐、站、行，稍行走、站立、弯腰即见腰部及右下肢疼痛症状加重，腰椎生理曲度变小，腰部肌肉触之僵硬，棘突旁压痛、叩击痛不明显。屈腰试验（+），垫胸垫腹试验（+），咳嗽试验（−），"4"字试验（+），双侧直腿抬高试验（−）。双侧足姆趾背伸肌肌力、跖屈肌肌力正常，右侧膝腱、跟腱反射稍减弱，双侧膝跟腱反射正常，病理反射未引出，四肢末梢血循环正常。

【辅助检查】

颈椎正侧位片：符合颈椎病影像学表现。

颈椎张口位片：寰枢关节失稳。

腰椎正侧位片：L5/S1 椎间盘病变可能，腰椎退行性变。

骨盆平片：骨盆退行性变。

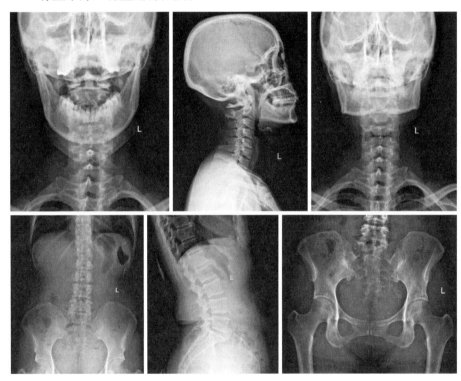

【诊断】

西医诊断：①腰椎间盘突出；②颈椎病。

中医诊断：痹病，证属肝郁气滞伴肾阳虚。

【诊疗经过】予中药熏洗、中药渍渍、中药硬膏热贴敷（平乐筋骨痛消膏）等治疗，每日 1 次。腹部艾灸，每日 1 次。颈椎旋提手法，每周 1~2 次。髋五针加减，每日 1 次。患侧髂腰肌拉伸、松解，小腿三头肌松解，内收肌群手法松解等治疗各 1 次，共 14 天。每日患者自行仰卧位抱膝拉伸，双侧各 3 次，每日 3 次。患者双下肢散布紫色络脉，给予放血疗法 2 次。

2023 年 8 月 21 日，患者以腰痛和下肢疼痛为主，结合患者舌苔、脉象，辨证为肝郁气滞伴肾阳虚证，予逍遥散加减，方药如下：

　　　当归 15g　白芍 15g　北柴胡 10g　茯苓 15g　白术 15g

　　　炙甘草 6g　生姜 6g　薄荷（后下）6g　桂枝 10g

　　　煨木香 10g　麸炒枳壳 10g　桔梗 10g　葛根 20g

5 剂，水煎服，日 1 剂，早、晚分服。

2023 年 8 月 28 日，患者汗多，调整用药如下：

　　　当归 15g　白芍 15g　北柴胡 10g　茯苓 15g　白术 15g

　　　炙甘草 6g　生姜 6g　薄荷（后下）6g　桂枝 10g

　　　煨木香 10g　麸炒枳壳 10g　桔梗 10g　葛根 20g　黄芪 20g

5 剂，水煎服，日 1 剂，早、晚分服。

2023 年 9 月 4 日，患者诉下肢紧绷感较为明显，调整用药为黄芪桂枝五物汤加减，具体如下：

　　　黄芪 20g　桂枝 10g　白芍 10g　炙甘草 6g

　　　生姜 6g　大枣 18g　葛根 20g

5 剂，水煎服，日 1 剂，早、晚分服。

经治疗，患者腰部及右下肢后外侧疼痛明显缓解。

【按语】腰痛病机可归为本虚标实，其本虚者，肝肾亏虚；其标实者，气滞血瘀也。《丹溪心法·腰痛》中云："腰痛主湿热，肾虚，瘀血，挫闪，有痰积。"《外科证治全书》中云："诸痛皆由气血瘀滞不通所致。"《诸病源候论·腰脚疼痛候》中云："肾气不足，受风邪之所为也。劳伤则肾虚，虚则受于风冷，风冷与正气交争，故腰脚疼痛。"

本例患者为中年女性，发病诱因明显，感受风寒之邪而发病，且病程持久（8 月余），就诊之时情绪焦急，治病心切。故治疗以标本兼治，兼疏肝理气。采用中药熏洗、中药溻渍等热疗缓解局部疼痛，促进血液循环，加快炎症因子的代谢；另外给予腹部艾灸，以中脘、神阙、关元、气海等穴位为主，温补脾阳。后天之气（脾阳）补先天之气（肾阳）以温煦四肢。采用逍遥散加减以疏肝理气、行气止痛。

为何本例患者给予颈部正骨而不给予腰部正骨呢？因为从患者平片可知，其颈部生理曲度减小、椎体旋转等问题明显存在，而腰部也存在脊柱旋转、侧弯等问题。查体知其双下肢不等长问题较明显，应考虑骨盆旋转、腰椎侧弯、下肢紧绷感等问题。因此，对患者的正骨治疗思路为"下病上治""从两边治中间"，而不是将治疗重点放在腰椎上。故对患者进行从整体到局部再到整体的治疗，获得了较为理想的效果。因此，同样为腰椎间盘突出，如何同病异治，我们还要结合患者个体情况进行思辨。

病例 51

【**基本信息**】陈某，女，57岁。

【**主诉**】右侧腰臀部疼痛伴活动受限半月。

【**现病史**】半月前劳累后出现右侧腰臀部及右下肢疼痛，劳累后加重，休息后症状缓解不明显，患者诉上举右上肢及后仰时腰臀部及右下肢疼痛加重，患者自行贴敷膏药、喷涂平乐展筋酊后稍缓解。患者为求进一步系统保守治疗，至我院我科，门诊以"痹病"为诊断收治入院。刻诊：患者神志清，精神可，自行步入病房，饮食可，二便调，夜眠差。

【**既往史**】无特殊。

【**专科查体**】无弯腰凸臀征，弯腰即见腰部及右臀部疼痛麻木症状加重，腰椎生理曲度变大，腰部肌肉触之僵硬，棘突旁压痛、叩击痛明显，且向右侧臀部放射。L4/L5、L5/S1 棘突压痛明显。屈颈试验（＋），咳嗽试验（＋），"4"字试验（－），左侧直腿抬高试验 70°（－）、加强试验（－），右侧直腿抬高试验 70°（－）、加强试验（－）。双足踇趾背伸肌肌力 5 级，双跖屈肌肌力 5 级，双足背伸肌肌力 5 级，双侧膝腱反射正常，双侧跟腱反射未引出，病理反射未引出，四肢末梢血循环正常。

【辅助检查】

腰椎正侧位片： L4/L5、L5/S1 椎间盘病变可能。腰椎侧弯、退行性变。

骨盆平片： 双侧骶髂关节及双髋关节退行性变，双髋关节撞击综合征可能。

颈椎张口位片： 考虑寰枢关节失稳。

颈椎正侧位片： 考虑 C2/C3 椎体分节不良。C4/C5、C5/C6、C6/C7 椎间盘病变可能。颈椎退行性变。

腰椎 MRI： L2/L3、L3/L4 椎间盘变性、膨出，L3/L4 双侧椎间孔狭窄；L4/L5 椎间盘变性、膨出并后下脱出，椎管狭窄；L5/S1 椎间盘变性、突出（右旁中央型）。腰椎退行性变，L1 椎体后缘及 L4 椎体低信号，考虑血管瘤。L2～S1 棘突间及腰背部软组织水肿。

颈椎 MRI： C3/C4、C4/C5、C5/C6 椎间盘变性、突出（中央型），C3/C4 相应椎管变窄；C6/C7 椎间盘变性、突出（左旁中央型）。颈椎曲度反弓，退行性变，C3/C4 椎体终板软骨炎。

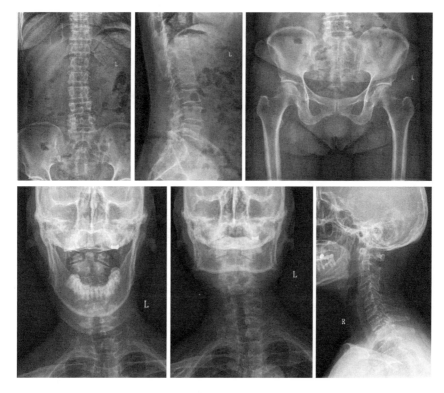

【诊断】

西医诊断：①腰椎间盘脱出；②颈椎病。

中医诊断：痹病，证属气滞血瘀。

【诊疗经过】 予中药熏洗、中药溻渍、中药硬膏热贴敷等治疗，每日 1 次。腹部艾灸，每日 1 次。颈椎旋提手法、胸椎提顶，每周 1~2 次。髋五针加减，每日 1 次。患侧髂腰肌拉伸、松解，小腿三头肌松解，内收肌群手法松解等治疗各 1 次，共 14 天。每日患者自行仰卧位抱膝拉伸，双侧各 3 次，每日 3 次。

2023 年 8 月 11 日，结合患者舌苔、脉象，给予中药汤剂口服，具体如下：

白术 15g　桂枝 10g　白芍 15g　葛根 20g　丹参 15g

石菖蒲 15g　北柴胡 10g　当归 15g　茯苓 15g　生姜 6g

薄荷（后下）6g　川牛膝 6g　麸炒薏苡仁 20g　威灵仙 10g

盐巴戟天 10g　熟地黄 20g　炙甘草 6g

7 剂，水煎服，日 1 剂，早、晚分服。

2023 年 8 月 21 日，给予小柴胡汤加减。具体方药如下：

北柴胡 10g　清半夏 10g　党参 10g　黄芩 10g　生姜 6g

大枣 6g　桂枝 10g　白芍 20g　炒火麻仁 20g　炙甘草 6g

葛根 20g　桑寄生 20g

5 剂，水煎服，日 1 剂，早、晚分服。

2023 年 8 月 30 日，患者突发头晕，舌红、苔白腻，脉弦滑，给予温胆汤加减。具体方药如下：

枳实 10g　竹茹 20g　陈皮 10g　清半夏 10g　茯苓 15g

煨木香 10g　桂枝 10g　牛膝 6g　白术 20g　肉桂 6g

炙甘草 6g　黄连 3g　泽泻 15g

7 剂，水煎服，日 1 剂，早、晚分服。

经治疗，患者右下肢疼痛症状、头晕基本消失，腰部活动基本正常。

【按语】腰椎间盘突出在 MRI 上的分型，包括以下几种类型：膨出、突出、脱出、脱出钙化、游离。一般在脱出阶段，可能会伴较严重的椎管狭窄表现，如间歇性跛行、下肢无力等表现。本例患者影像上有明显的脱出情况，但症状较轻，因此可以选择保守治疗，定期复查腰椎 MRI、CT 等观察脱出部分是否有钙化、吸收等变化，以进一步判断是否手术，当然，如果患者进一步出现如双下肢无力、间歇性跛行等症状，还应立即复查，选择合适的治疗方法。

本例患者从影像上看有明显的颈椎、腰椎结构性变化，且患者有一特点：上举右上肢及后仰时腰臀部及右下肢疼痛加重，由此结合影像，可知患者胸腰结合段、腰椎－骨盆有明显的问题，且腰骶部棘突间隙水肿影响其腰椎活动。因此，本患者治疗选择上下同治，内外兼治，对存在问题的颈胸腰节段进行正骨治疗，另结合髋五针调整患者骨盆周围肌肉的力学结构。患者自诉针刺 1 次后腰痛缓解明显，连续松解后患者下肢疼痛明显缓解。

在疾病诊疗过程中，要学会抓住疾病治疗的关键点（如本例患者的上举腰痛），即可一击即中。另外还要梳理治疗思路，判断疾病发展进程（如传变规律），这有助于我们在治疗过程中甄别主要矛盾与次要矛盾，以便制订相应的诊疗方案。

病例 52

【基本信息】贺某，女，75 岁。

【主诉】间断性腰部疼痛伴左髋部疼痛 2 月余。

【现病史】患者家属诉患者 2 个月前无明显诱因出现腰部疼痛，伴左髋部疼痛，至当地医院就诊，给予针灸治疗，症状缓解不明显；后至省会某医院就诊，查腰椎、双髋关节 CT 示：①两侧髋关节少量积液；②腰椎退行性变并失稳；③L1～L5 椎间盘膨出、黄韧带增生；④L3～L5 椎间盘水平椎管轻度狭窄；⑤L5/S1 椎间盘突出；⑥L2、L3 椎体许莫氏结节。给予针刺、中药溻渍、中医定向透药、艾灸、穴位贴敷治疗，症状有所缓解。半个月来患者病情时轻时重，腰部疼痛、左髋关节疼痛影响正常生活，为求进一步系统诊治，遂至我院就诊，门诊以"①骨质疏松伴病理性骨折；②腰痛；③髋关节痛"为诊断收治入院。刻诊：神志清，精神一般，自发病以来，纳一般，眠差，平素卧床，小便正常，大便失禁。舌质红、苔少，脉数。

【既往史】类风湿病史 10 年余；发现高血压 1 月余；骨质疏松病史 10 年余。

【专科查体】腰椎活动受限。腰椎活动度：前屈 40°，后伸 10°，左侧屈 20°，右侧屈 20°。腰部肌肉稍紧张、僵硬，腰椎棘突上、棘突间、棘旁均无明显压痛，L4～S1 棘突上叩击痛明显，并向左臀部放射。咳嗽试验（＋），屈颈试验（－），挺腰压腹试验（－），直腿抬高试验：左侧 45°（＋）、右侧 70°（－）。左肩高、右肩低，上半身和下半身感觉分离，行走时感觉下半身沉重。

【辅助检查】

颈椎正侧位片：颈椎生理曲度变直，各节段椎间隙均变窄。

颈椎张口位片：两侧寰枢关节间隙变窄，寰枢关节缘可见台阶样改变。

骨盆平片：双侧髋关节对应关系可，关节间隙变窄，双侧骶髂关节间隙明显变窄，关节面骨质硬化。

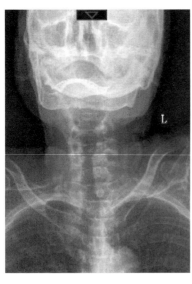 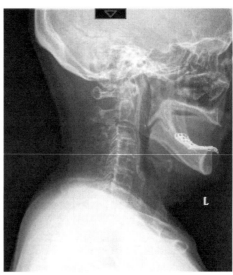

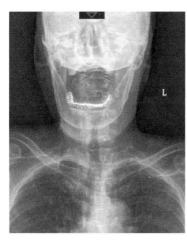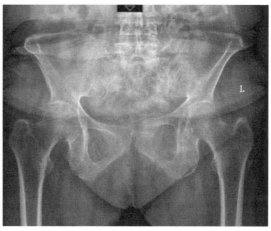

【诊断】

西医诊断： ①骨质疏松伴病理性骨折；②腰痛；③髋关节痛；④类风湿性关节炎。

中医诊断： 筋骨病，证属风寒湿痹。

【治疗经过】

初诊（2023年8月9日）：患者坐于手法整复椅上，嘱患者头颈部前屈，术者左肘关节锁定患者下颌，右手拇指顶于患者右侧痛点，而后左肘关节引导患者颈部极度前屈并左旋45°，待前屈旋转合力至右手拇指定位时，停止前屈旋转，左肘缓缓用力上提，待上提至极限时，右手瞬间发力向前推顶，右手下可有关节突关节松动感，左肘引导患者颈部回复中立位，术毕，患者可自行站立，自觉上下身分离感稍有减轻。嘱其适当下床行走锻炼。

四诊合参，辨证施治，证属肾阴亏虚，治以补肾阴、调气血，予中药汤剂口服，方药如下：

桂枝 10g　白芍 10g　知母 10g　黑顺片（先煎）10g　麻黄 5g

防风 10g　白术 30g　炙甘草 6g　牡蛎（先煎）10g　肉桂 3g

熟地黄 15g　山药 15g　山萸肉 10g　牡丹皮 10g　泽泻 10g

肉苁蓉 15g　烫狗脊 10g　茯苓 10g

5剂，水煎服，日1剂，早、晚分服。

二诊（2023年8月11日）：颈部复位方法同初诊手法，术毕，患者可自行站立，感觉上下身分离感较前减轻。嘱其坚持下床功能锻炼。继续服用上方汤药。

三诊（2023年8月14日）：颈部复位方法同初诊手法，术毕，患者自行站立自如，觉上下身分离感明显减轻。嘱其继续坚持下床功能锻炼。继续服用前方汤药口服。

四诊（2023年8月17日）：对患者病情整体评估，患者自感上下身分离感基本消失，嘱其继续坚持下床功能锻炼。

【按语】患者为老年女性，患类风湿病10年余，发现高血压1月余，骨质疏松病史10年余。患者年老，肝肾不足，不荣则痛，发为本病。结合患者症状、体征及辅助检查诊断为腰椎间盘突出症。从局部到整体，再由整体到局部，我们对疾病形成完整的认识；从整体到局部，再由局部到整体，制订对疾病的治疗方案。患者感上半身与下半身分离，说明筋骨结构在时间和空间上发生了变化。脊柱乃一个整体，颈椎力线的改变，可下传至腰椎，导致筋骨失衡，机体失代偿而造成腰椎侧弯、骨盆旋移。在疾病的治疗中，可通过整体治疗消除局部症状，结合临床情况，辨证论治，在此思维方法指导下，调整颈椎，以四两拨千斤的方法，改善患者症状。以骨为先，对于慢性筋骨病，在治疗时应首先考虑骨的问题，且应贯穿于治疗全过程。先正骨、后理筋，骨正则筋柔，正骨是最好的松筋。通过对颈椎手法整复，患者上半身与下半生分离感症状得到进一步缓解即可证实。

病例53

【基本信息】王某，男，56岁。

【主诉】间断性腰部疼痛2月余，加重伴左下肢麻木4天。

【现病史】患者诉2个月前无明显诱因出现腰部疼痛，伴活动受限，至我院门诊就诊，给予对症治疗后，症状好转。此后病情稳定。4天前不慎扭伤腰部，致使腰部疼痛加重，伴左下肢麻木，按摩后腰部疼痛加重，不能下床活动，休息后症状稍有缓解。今为求进一步系统诊治，遂至我院就诊，门诊以"腰痛"为诊断收治入院。刻诊：神志清，精神可，自发病以来，纳、眠可，二便正常。舌质红、苔薄，舌边有齿痕。

【既往史】 无特殊。

【专科查体】 腰椎活动稍受限。腰椎活动度：前屈 40°，后伸 10°，左侧屈 25°，右侧屈 25°。腰部肌肉稍紧张、僵硬，腰椎棘突上、棘突间、棘旁均无明显压痛，L4~S1 棘突上叩痛明显，并向左下肢外侧放射。咳嗽试验（＋），屈颈试验（＋），挺腰压腹试验（＋）。直腿抬高试验：左侧 45°（＋），右侧 70°（－）；加强试验：左侧（＋），右侧（－）。左下肢肌力减弱，抗阻力下降。

【辅助检查】

颈椎侧位片：颈椎生理曲度变直，序列规整。

颈椎张口位片：两侧寰枢关节间隙不等宽，右窄左宽，寰枢关节缘可

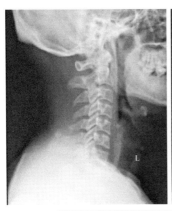
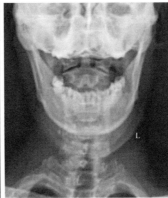
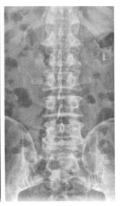
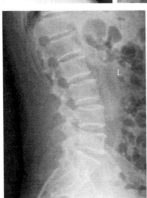
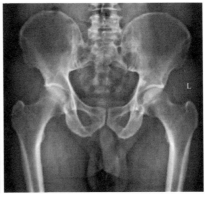

见台阶样改变。

腰椎正侧位片：腰椎生理曲度、序列尚可，L5/S1 椎间隙狭窄，部分椎体骨质增生硬化。

骨盆平片：双侧髋关节对应关系可，关节边缘骨质增生、硬化，双侧股骨头形态完整，密度均匀。双侧骶髂关节对合关系可，关节间隙变窄，关节面骨质硬化。

【诊断】

西医诊断：腰椎间盘突出。

中医诊断：腰痛，证属气滞血瘀。

【治疗经过】

初诊（2023 年 8 月 21 日）：尾骨调整手法，复位前与患者进行沟通，征得患者的同意，复位过程中嘱患者放松，做深呼吸运动，不断做屈曲、伸直双下肢运动，待手指感受到"咔哒"的响动，即为复位成功。术毕，患者感腰痛、左下肢麻木感减轻。四诊合参，辨证施治，治以活血、化瘀、止痛，予中药汤剂口服，方药如下：

> 丹参 15g　当归 15g　醋乳香 10g　醋没药 10g
>
> 桂枝 10g　炒火麻仁 20g　白芍 20g　炙甘草 10g
>
> 炒酸枣仁 20g　醋延胡索 20g　生姜 6g　大枣 12g
>
> 葛根 20g　煨木香 10g　红藤 20g

7 剂，水煎服，日 1 剂，早、晚分服。

二诊（2023 年 8 月 29 日）：颈椎定点旋转复位法，术毕，患者感左下肢麻木感较前减轻。继续前方汤药口服。

三诊（2023 年 8 月 31 日）：颈椎定点旋转复位法，术毕，患者感左下肢麻木感较前减轻，嘱其适当下床功能锻炼。四诊合参，结合患者病情调整患者用药，具体方药如下：

> 丹参 15g　当归 15g　醋乳香 10g　醋没药 10g
>
> 桂枝 10g　炒火麻仁 20g　白芍 20g　炙甘草 10g
>
> 炒酸枣仁 20g　醋延胡索 20g　生姜 6g　大枣 12g

葛根 20g　煨木香 10g　黄芪 20g　红藤 20g

7 剂，水煎服，日 1 剂，早、晚分服。

手法治疗后患者症状即缓解，予中药汤剂调理患者整体气血。

【按语】患者为腰椎间盘突出引起的腰痛及左下肢麻木，辩证观念和整体观念是中医学理论体系的基本特点，它指导我们从整体、全面、运动、联系的观点而不是局部、片面、静止、孤立的观点，去认识健康与疾病。在筋与骨的关系认知过程中，应遵循辩证观念和整体观念。人体的脊柱是一个整体结构，由颈椎、胸椎、腰椎、骶尾椎构成，四者共同维持着脊柱的稳定性，承担活动受力，当其中某一节段结构发生变化，为了维持整个脊柱的平衡，其他节段会做出相应的代偿性改变，如颈椎曲度发生了改变，为了适应颈椎的改变，腰椎曲度也会出现相应的改变，当改变超出所能承受范围达到失代偿期，就会出现问题，脊柱稳定性就会失衡。通过整体评判，给予患者失衡部位的调整，让机体恢复相对的平衡状态。

病例 54

【基本信息】田某，男，22 岁。

【主诉】间断性腰痛半年余，加重伴右下肢疼痛、麻木 2 月余。

【现病史】患者自诉半年前无明显诱因出现腰部疼痛，服用甲钴胺、迈之灵片，以及液体静脉滴注，症状未见明显缓解。2 个多月前出现右下肢疼痛，休息后缓解不明显，为求进一步系统诊治，遂至我院就诊，门诊以"腰椎间盘突出伴神经根病"为诊断收治入院。刻诊：患者自行步入病房，神志清，精神可，腰痛伴右下肢疼痛，纳眠可，二便正常。舌质紫暗、苔白，脉弦。

【既往史】无特殊。

【专科查体】弯腰凸臀征，腰部弯向右侧，臀部凸向左侧，腰椎活动稍受限，腰椎活动度：前屈 30°，后伸 10°，左侧屈 15°，右侧屈 15°。腰部肌肉稍紧张、僵硬，腰椎棘突上、棘突间、棘旁均无明显压痛，L4 ~ S1 棘突上叩痛明显，并向右下肢外侧放射。咳嗽试验（－），屈颈试验（－），挺腰压腹试验（－）。直腿抬高试验：右侧45°（＋），左侧80°（－）；加强试验：右侧（＋），左侧（－）。梨状肌紧张试验：右侧（＋），左侧（－）。

【辅助检查】

腰椎 CT：L4/L5 椎间盘脱出，中间偏右型。

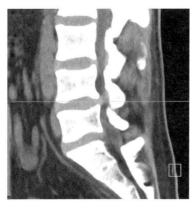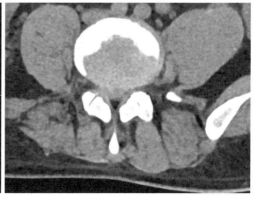

【诊断】

西医诊断：腰椎间盘突出并神经根病。

中医诊断：腰痛，证属气滞血瘀。

【治疗经过】 2023 年 5 月 2 日至 2023 年 5 月 17 日，患者于我院住院治疗，给予患者腰椎牵引、中医定向透药、中药溻渍、中药硬膏、温针治疗 15 天。给予养血止痛丸、椎间盘丸口服。四诊合参，结合患者病情，给予汤药口服，方药如下：

> 黄芪 30g　防己 10g　川芎 15g　白术 10g　地龙 10g　威灵仙 10g
> 木瓜 10g　伸筋草 15g　醋延胡索 9g　陈皮 12g　北柴胡 12g

15 剂，水煎服，日 1 剂，早、晚分服。

经系统治疗，患者腰部肌肉韧带达到复位标准，给予腰椎坐位定点旋推法（方法同上），患者感腰部疼痛，右下肢疼痛、麻木明显减轻。

二诊（2023 年 5 月 30 日）：患者弯腰凸臀征明显改善，腰部疼痛不明显，久站、久走右下肢疼痛明显。继续服用养血止痛丸、椎间盘丸；继续服用上方汤药。

三诊（2023 年 6 月 15 日）：患者站立时腰部形态正常，偶有右下肢疼痛。给予顽痹清丸、椎间盘丸口服；结合患者舌脉，调整汤药用药，方药如下：

黄芪 30g　防己 10g　川芎 15g　白术 10g　地龙 10g

威灵仙 10g　木瓜 10g　伸筋草 15g　醋延胡索 9g　陈皮 12g

北柴胡 12g　黄芩 15g　黄柏 6g　茯苓 12g　薏苡仁 15g

15 剂，水煎服，日 1 剂，早、晚分服。

四诊（2023 年 6 月 30 日）：患者腰部形态正常，右下肢疼痛、麻木感消失，可正常活动，给予上方汤药继续口服半个月巩固治疗。

【按语】患者为青年男性，平素身体健康，本次发病检查发现 L4/L5 椎间盘脱出，突出部位无钙化，结合患者发病年龄及身体素质，推测突出部位再吸收的可能性较大，给予患者系统保守治疗，服用院内制剂，促进突出部位再吸收。经过系统治疗，以及药物巩固治疗，患者腰部疼痛，右下肢麻木、疼痛感基本消失。本案例提示，对于病情诊断明确的患者，给予系统的治疗，患者突出部位再吸收的可能性很大，应为患者的病情恢复创造充足的恢复条件。

病例 55

【基本信息】张某，男，40 岁。

【主诉】腰部疼痛不适伴双下肢痛麻 4 天。

【现病史】患者 4 天前无明显诱因出现腰部疼痛不适，伴双下肢痛麻，夜间加重，休息后不缓解。今为求系统保守治疗，特来我院就诊，门诊诊查后给予"腰椎间盘突出"诊断，并以此诊断收治我科。刻诊：患者神志清，精神可，饮食可，睡眠差，二便正常。

【既往史】糖尿病 4 年。余无特殊。

【专科查体】腰部肌肉紧张、僵硬，腰椎 L2～S1 棘旁有压痛，L4～S1

棘突上叩痛明显，叩击时双下肢放射痛明显。咳嗽试验（－），挺腰压腹试验（＋）。直腿抬高试验：左侧45°（＋），右侧45°（＋）。"4"字试验：左侧（＋），右侧（＋）。梨状肌紧张试验：左侧（－），右侧（＋）。双侧髋关节活动度正常。双下肢肌力正常，双下肢皮肤感觉正常存在。双下肢足背动脉搏动正常。病理反射未引出，四肢末梢血循环正常。

【辅助检查】

右侧臀部软组织彩超：右侧梨状肌及浅方软组织稍增厚、水肿，右侧坐骨神经梨状肌下孔出口处稍水肿。

腰椎正侧位片：L4/L5、L5/S1椎间盘病变可能。腰椎稍侧弯，退行性变。

腰椎MRI：L3/L4、L5/S1椎间盘轻度膨出；L4/L5椎间盘变性、突出（中央型），椎管狭窄。腰椎退行性变；L4～S1棘突间软组织水肿。

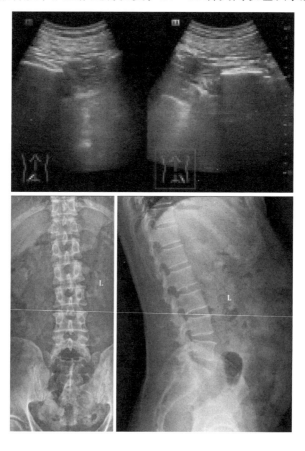

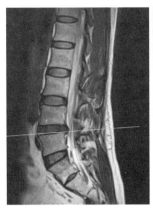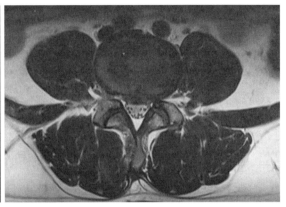

【诊断】

西医诊断：腰椎间盘突出。

中医诊断：腰痛，证属气滞血瘀。

【治疗经过】2023 年 8 月 27 日开始，前期以理疗、缓解症状为主。

1. 腰椎牵引，以扩大椎间隙，减轻神经受压，每日 2 次，每次 40 分钟。

2. 中药熏洗，用科室协定方软伤外洗 1 号方，以活血化瘀、止痛，每日 2 次，每次 30 分钟。方药如下：

> 威灵仙 20g　白芷 15g　醋三棱 20g　千年健 20g
>
> 花椒 10g　炒桃仁 10g　醋莪术 20g　珍珠透骨草 30g
>
> 伸筋草 30g　红花 10g　艾叶 10g　香加皮 20g

3. 温针治疗，以舒筋通络、平衡阴阳。取穴：命门，双侧大肠俞、肾俞、膀胱俞，阿是穴，右侧环跳、委中、承山，每日 1 次，每次 30 分钟。

后期行手法复位，以改善腰椎结构，减轻神经受压或血管刺激等。

第一步：患者俯卧于电动牵引床上，嘱患者放松，固定后，通过电动牵引床（或人工牵拉）超体重牵引，拉开椎体间隙，解除肌肉紧张；术者站在患者右侧，双手叠掌定于患者体表右侧 L4、L5 节段，按照一定频率弹压，待手下有关节动感、弹响、患者自诉右下肢症状减轻，为复位成功。腰部小关节彻底松弛，解除小关节紊乱，使神经根与椎间盘之间位置发生位移，解除神经根的压迫。

第二步：患者左侧卧于治疗床上，下位左下肢伸直略屈髋，上位右下肢屈膝屈髋。术者以一手按患者肩部向前推，另一手掌根豌豆骨按于髂后下棘。两手协调用力将脊柱扭转至弹性限制位后，按肩部之手稳住躯干上部不动，按髂后下棘的手做一突发的扳动，用力方向指向患肢股骨纵轴，即可实现复位。复位后给予药物、腰部加垫等方法保证治疗效果。

疗程 2 周。治疗后患者神志清，精神可，情绪平和，自诉症状明显好转，夜眠情况也随之改善，查其颈腰部压痛也明显减轻。后教其交叉支撑、臀桥锻炼，增强核心肌力，并嘱其长期坚持锻炼。

病例 56

【**基本信息**】张某，女，40 岁。

【**主诉**】腰部疼痛、活动受限 1 天。

【**现病史**】1 天前，患者无明显诱因出现腰部疼痛、活动受限，右下肢放射痛，右髋部疼痛不适，不能久行、久立。今为求进一步治疗，故来我院就诊。急诊以"腰痛"为诊断收入我科。发病以来，神志清，精神可，饮食、睡眠可，二便调，体重无明显变化。

【**既往史**】1 年前曾行"乳腺结节手术"，手术顺利；17 年前曾行"子宫切除术"，手术顺利。

【**专科查体**】腰部活动度受限，肌肉紧张、僵硬，腰椎 L4 ~ S1 棘旁右旁有压痛、叩击痛，叩击时右下肢放射痛明显。咳嗽试验（ - ），挺腰压腹试验（ + ）。直腿抬高试验：左侧 80°（ - ），右侧 50°（ + ）。"4"字试验：左侧（ - ），右侧（ + ）。梨状肌紧张试验：左侧（ - ），右侧（ + ）。双侧髋关节活动度正常。双下肢肌力正常，双下肢运动感觉正常。病理反射未引出，四肢末梢血循环正常。

【**辅助检查**】

腰椎正侧位片：L4/L5、L5/S1 椎间盘病变可能。腰椎稍侧弯、退行性变。S1 隐性脊柱裂。

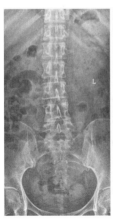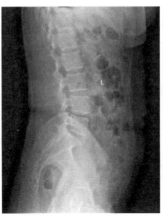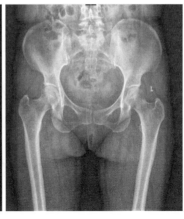

骨盆平片：考虑双侧髋臼发育不良，双侧髋关节及骶髂关节退行性变。

【诊断】

西医诊断：腰椎间盘突出。

中医诊断：腰痛，证属气滞血瘀。

【治疗经过】 入院后完善相关检查，给予中药熏洗、牵引、温针灸、腰椎间盘突出症复位术、手法牵引复位术等治疗。

1. 腰椎牵引（20kg，40 分钟，每日 2 次），以扩大椎间隙，减轻神经受压。

2. 中药熏洗（软伤外洗方，30 分钟，每日 2 次），以活血化瘀、舒筋通络、行气活血，缓解肌肉痉挛，消除局部水肿炎症，从而起到消炎止痛作用。方药如下：

　　　　白芷 15g　醋莪术 20g　醋三棱 20g　威灵仙 20g　千年健 20g

　　　　花椒 10g　炒桃仁 10g　珍珠透骨草 30g　伸筋草 30g

　　　　红花 10g　艾叶 10g　香加皮 20g　海桐皮 20g　苏木 10g

3. 温针灸肾俞、大肠俞、环跳、委中、承山、昆仑，每日 1 次，一次 30 分钟，以温经通络、散寒止痛、行气活血。

4. 腰椎间盘突出症复位术。患者俯卧于电动牵引床上，超体重牵引，拉开椎间隙，解除肌肉紧张。术者站其右侧，双手叠掌定于其体表右侧 L4/L5 节段，按一定频率弹压，待手下有关节活动感、弹响，患者自诉右下肢症状减轻，即示复位成功。腰椎间盘突出症复位术可以使腰椎小关节松弛，解除小关节紊乱，使神经根与椎间盘发生位移，减轻神经根压迫。

5. 手法牵引复位术纠正骨盆倾斜、错位。患者左侧卧于治疗床上，左下肢伸直，右下肢屈髋屈膝置于左小腿上。术者一手按患者肩部向前推，另一手豌豆骨按于患者髂后下棘，两手协调用力将患者脊柱扭转至弹性限制位后，按肩部之手稳住躯干上部不动，按髂后下棘之手做一突发的扳动，用力方向指向患肢股骨纵轴，有弹响声或手下有关节错动感即复位成功。

6. 出院后继续佩戴腰围1个月。嘱患者勿久坐、弯腰负重。适当进行功能锻炼，如吊单杠、倒走、五点支撑、小燕飞等。

【按语】中医筋骨构架学主张整体与局部辩证统一。人体是一个有机整体，构成人体的各个组成部分，在结构上不可分割，在功能上相互协调、相互作用，在病理上相互影响，不可偏废。整体与局部之间彼此相互依存、相互制约。从局部到整体，再由整体到局部，我们对疾病形成完整的认识；从整体到局部，再由局部到整体，对疾病制订完整的治疗方案。在此思维方法指导下，形成了腰、骨盆同治等临床治疗方法。脊柱、骨盆同为人体承重的中轴，解剖和生物力学关系密切。身体的重力通过脊柱、骨盆及骶髂关节向下传递至两侧膝关节、足踝，且要保证双下肢、双足的重力负荷基本一致。骨盆作为连接脊柱和下肢的骨结构，是脊柱稳定和平衡的基础，当脊柱的下位承重结构——骨盆、下肢及双足的任何部分失去解剖结构和功能位置的对称性，都会影响脊柱的承重力学，进而造成脊柱结构和功能的变化。因此我们格外重视整体观念，对于腰椎疾病，处理腰椎局部的同时也应调整骨盆。本病案从整体入手，对椎体进行手法正骨的同时，对骨盆也进行手法正骨，纠正骨盆旋转移位，对下肢生物力线进行调整，疗效显著。

病例 57

【基本信息】陈某，男，46岁。

【**主诉**】腰部疼痛伴右下肢麻木、无力半年。

【**现病史**】半年前，患者无明显诱因出现腰部疼痛伴右下肢麻木、无力，右膝疼痛不适，不能久行、久立。经按摩、艾灸等治疗，效果欠佳。今为进一步系统治疗，故来我院就诊。门诊以"腰椎间盘突出"为诊断收入我科。发病以来，患者神志清，精神可，饮食、睡眠可，二便调，体重无明显变化。

【**既往史**】糖尿病 9 年，病情稳定。

【**专科查体**】腰部活动度可，腰椎曲度偏大。腰椎 L2～S1 棘旁右旁有压痛，L3～L5 棘突上有压痛，右侧臀中肌压痛明显，双侧骶髂关节有压痛，左侧为重。咳嗽试验（－），挺腰压腹试验（＋）。直腿抬高试验：左侧 80°（－），右侧 70°（＋）。"4"字试验：左侧（－），右侧（－）。梨状肌紧张试验：左侧（－），右侧（＋）。双侧髋关节活动度正常。双下肢肌力正常，双下肢运动感觉正常。病理反射未引出，四肢末梢血循环正常。

【**辅助检查**】

腰椎正侧位片：L2/L3、L3/L4、L4/L5、L5/S1 椎间隙变窄，考虑椎间盘病变。腰椎退行性变。

膝关节磁共振平扫（场强 3T）：右膝关节退行性变、积液，髌骨软化症。右膝关节前交叉韧带损伤。右膝内侧半月板后角损伤。右膝胫骨平台前方滑膜囊肿。

腰椎磁共振平扫（场强 3T）：L5/S1 椎间盘变性、脱出。L1/L2 椎间盘突出（右旁中央型）；L2/L3、L4/L5 椎间盘膨出。腰椎退行性变，L2/L3、L5/S1 椎体终板软骨炎。右肾囊肿。L3 椎体血管瘤。

【**诊断**】

西医诊断：①腰椎间盘突出；②膝关节病。

中医诊断：筋骨病，证属气滞血瘀。

【**治疗经过**】入院后完善相关检查，给予中药熏洗、牵引、温针灸、关节腔注射、腰椎间盘突出症复位术等治疗。

1.腰椎牵引（24kg，40分钟，每日2次），扩大椎间隙，减轻神经受压。

2.中药熏洗（软伤外洗方，30分钟，每日2次），活血化瘀、舒筋通

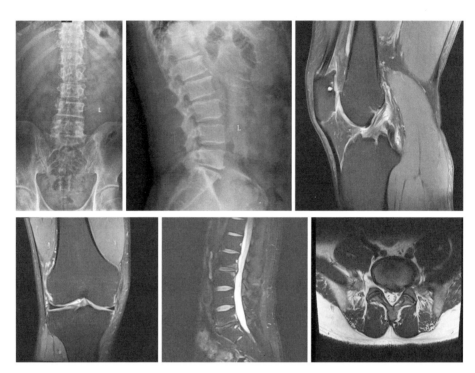

络、行气活血，缓解肌肉痉挛，消除局部水肿炎症，从而起到消炎止痛作用。方药如下：

> 白芷 15g　醋莪术 20g　醋三棱 20g　威灵仙 20g　千年健 20g
> 花椒 10g　炒桃仁 10g　珍珠透骨草 30g　伸筋草 30g　红花 10g
> 艾叶 10g　香加皮 20g　海桐皮 20g　苏木 10g

3. 温针灸肾俞、大肠俞、环跳、委中、承山、昆仑，每日 1 次，一次 30 分钟，温经通络、散寒止痛、行气活血。

4. 膝关节腔注射。膝关节腔注射玻璃酸钠注射液、地塞米松磷酸钠注射液，营养关节软骨，消炎止痛。

5. 腰椎间盘突出症复位术：患者俯卧于电动牵引床上，超体重牵引，拉开椎间隙，解除肌肉紧张。术者站其右侧，双手叠掌定于体表右侧 L4/L5 节段，按一定频率弹压，待手下有关节活动感、弹响，患者自诉右下肢症状减轻，即示复位成功。腰椎间盘突出症复位术可以使腰椎小关节松弛，解除小关节紊乱，使神经根与椎间盘发生位移，减轻神经根压迫。

6. 出院后继续佩戴腰围 1 个月。嘱其勿久坐、久行、弯腰负重。适当进行功能锻炼，如吊单杠、倒走、五点支撑、小燕飞、股四头肌收缩训练、游泳等。

病例 58

【基本信息】殷某，男，28 岁。

【主诉】腰部疼痛不适 1 年半。

【现病史】患者 1 年半前无明显诱因出现腰部疼痛，偶见右臀部疼痛，久坐劳累后加重，经针灸、推拿等治疗，症状稍缓解。今为求系统保守治疗，特来我院就诊，门诊诊查后给予"第三腰椎横突综合征"诊断，并以此诊断收治我科。患者入院时神志清，精神可，饮食可，睡眠可，二便正常。舌偏暗、苔白，脉弦。

【既往史】无特殊。

【专科查体】腰部肌肉紧张、僵硬，腰椎 L2 ~ L4 棘旁均有压痛，以双侧 L3 横突压痛明显。咳嗽试验（－），直腿抬高试验（－）。"4"字试验：左侧（－），右侧（＋）。梨状肌紧张试验：左侧（－），右侧（－）。双下肢肌力正常。双下肢皮肤感觉正常存在。双下肢足背动脉搏动正常。病理反射未引出，四肢末梢血循环正常。骶髂关节周围有压痛，叩击痛明显。

【辅助检查】

腰椎正侧位片：腰椎生理曲度尚可，序列规整，各椎体未见明显异常。

骨盆平片：双侧髋关节对应关系可，双侧股骨头形态完整，密度均匀。双侧骶髂关节对合关系可，关节间隙可。

【诊断】

西医诊断：第三腰椎横突综合征。

中医诊断：痹病，证属气滞血瘀。

【治疗经过】患者于 2023 年 2 月 12 日住院治疗，予患者腰椎坐位定点旋推法，患者骑坐于治疗床前，术者站于患者背后，将左手掌根放置于移

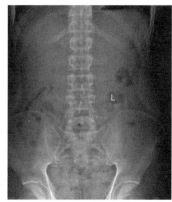
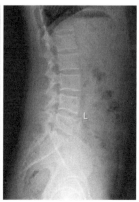
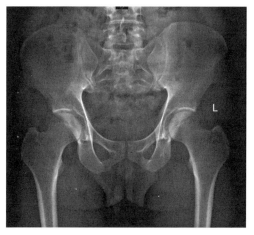

位椎体椎板处，同时嘱患者右上肢向后搭于术者肩背部，术者右手握住患者左手手腕，嘱咐患者弯腰向右后方看，术者左右手发力推动椎板的同时，右手发力拉动患者身体向右旋转，听到"咔哒"声即为整复成功。术后患者即觉腰部轻松，腰部两侧、骶髂部疼痛减轻。嘱其做交叉支撑、臀桥锻炼，增强核心肌力，并长期坚持锻炼。

【按语】中医筋骨构架学提倡，筋骨并重，以骨为先。人体是一个有机整体，构成人体的各个组成部分，在结构上不可分割，在功能上相互协调、相互作用，在病理上相互影响。在认识筋骨疾病的过程中，通过机体力线、形态的改变，发现局部功能结构的异常。在疾病的治疗中，或通过整体治疗消除局部症状，或通过局部治疗解决整体状况，或整体与局部同治，结合临床情况，辨证论治。我们应不仅要重视腰部患椎的序列恢复及腰背肌的功能锻炼，还要重视前腹部肌群及腹压对腰椎稳定性的重要作用，以及腰椎力线改变对骨盆、下肢足踝的影响。在筋治筋，在骨治骨。以骨为先，笔者利用正骨手法促使错位的椎体得以回归序列时，巧妙借助患者腹式呼吸收缩腹肌，增加腹内压，使前移的椎体复位。同时重视腰背肌的核心肌群锻炼，增加肌肉力量在稳固骨架方面的调节作用，以巩固复位的椎体、骨盆结构，防止复发。腰腹联合，使腰椎排列有序，从而使机体气机条达，气血、阴阳平衡，达到治病目的。

病例 59

【**基本信息**】刘某，女，35 岁。

【**主诉**】腰部疼痛不适半年，加重 3 个月。

【**现病史**】患者诉半年前无明显诱因出现腰部疼痛不适，未予以系统检查及治疗，3 个月前上述症状加重，当地医院予以对症治疗后有所缓解，现症状反复，为求进一步治疗，来我院就诊。刻诊：患者神志清，精神可，睡眠稍差，大便秘结，小便正常。舌淡、苔薄白，脉弦细。

【**既往史**】无特殊。

【**专科查体**】仰卧位：屈颈试验（－），挺腹试验（－），咳嗽试验（－），直腿抬高试验（－）、加强试验（－），双侧"4"字试验（－），骨盆挤压分离试验（－）。俯卧位腰部肌肉触之僵硬，L4/L5 节段棘突间隙及棘突左旁关节突处压痛、叩击痛明显，且按压及叩击时有中度疼痛，明显放射痛，放射至左臀部。左侧膝腱反射减、跟腱反射减弱，病理反射未引出，四肢肌力、肌张力、深浅感觉可。

【**辅助检查**】

颈椎正侧位片：颈椎生理曲度变直，序列规整，C3 ~ C7 椎间隙变窄。

颈椎张口位片：两侧寰枢关节间隙不等宽，左窄右宽，棘突偏左。

腰椎正侧位片：腰椎生理曲度、序列尚可，略有侧弯。

腰椎磁共振：L5/S1 椎间盘变性突出压迫硬膜囊。

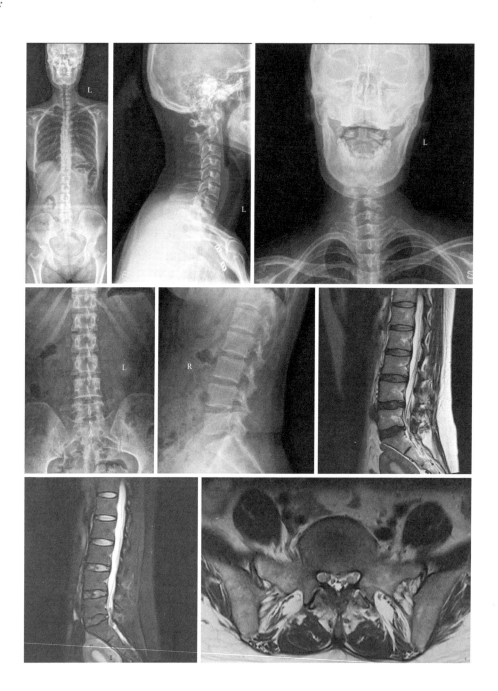

【诊断】

西医诊断：腰椎间盘突出。

中医诊断：痹病，证属气滞血瘀。

【治疗经过】

初诊（2023年6月21日）：医者面向患者站立，患者侧卧，左侧在上，使患者双下肢屈髋屈膝，同时医者用手触诊腰椎受限节段，调整屈髋屈膝幅度，直至手下感觉到腰椎受限节段的运动。嘱患者右下肢伸直，左下肢保持屈曲。拉住患者右上肢近肘窝处，使患者躯干旋转，尽可能使胸背部平躺在治疗床上，嘱患者双手握住对侧肘关节。医者头侧穿过患者腋下，前臂置于患者侧肋处，以保持患者躯干的姿势。医者尾侧前臂置于患侧髂嵴上，旋转患者腰椎，通过扭转放松腰部，利用自身重力使尾侧前臂施加向前下方的推冲力，然后将患者回复到中立位。术毕，患者自觉腰部酸困疼痛症状有所缓解。

二诊（2023年6月29日）：经初次治疗后腰部疼痛较前缓解，活动受限改善。治疗：手法操作同初诊。予以温针灸治疗，以舒筋通络，平衡阴阳。取穴：命门，双侧大肠俞、肾俞、膀胱俞，阿是穴，右侧环跳穴、委中、承山，30分钟。

三诊（2023年7月7日）：颈椎旋转定位扳法，术毕，患者自觉腰部疼痛酸困症状明显好转。嘱其长期坚持功能锻炼，如臀桥、腘绳肌拉伸（平躺屈膝，双手交叉抱单侧大腿，脚尖向下绷紧，然后缓慢向上用力伸直腿，两侧交替进行）。

【按语】 患者或因长时间劳损病史，加上劳累等，关节长时间损伤，致筋肉疲劳损伤；筋肉损伤则局部气血运行不畅，气行不畅则气滞，血行不畅则血瘀，气滞血瘀，致经络不通，不通则痛，故见关节疼痛并伴所过经脉疼痛不适。舌淡、苔薄白，脉弦细，故本病辨证为痹病，气滞血瘀证。结合患者症状、体征及辅助检查，不难诊断为腰椎间盘突出症。中医筋骨构架学以"以骨为先、筋骨辨证、筋骨并重、在筋治筋、在骨治骨"为指导原则治疗慢性筋骨病。先正骨、后理筋，骨正则筋柔。本病例的治疗过程中，通过对腰椎及骨盆的手法调整可理顺下腰椎的结构；在本病的发展过程中，力向上传导导致颈椎亦发生改变，通过对颈椎手法整复，患者腰部症状得到进一步缓解即可证实。医者不应囿于"腰痛治腰"的传统思路，除腰椎外，也要关注颈椎的病变情况，从整体入手调整人体整个脊柱的筋骨平衡，疗效更佳。

病例 60

【基本信息】张某，男，40 岁。

【主诉】腰部疼痛不适伴双下肢痛麻 4 天。

【现病史】患者 4 天前无明显诱因出现腰部疼痛不适，伴双下肢痛麻，夜间加重，休息后不缓解。今为求系统保守治疗，特来我院就诊，门诊诊查后给予"腰椎间盘突出"诊断，并以此诊断收治我科。刻诊：精神可，饮食可，睡眠差，二便正常。

【既往史】糖尿病 4 年。余无特殊。

【专科查体】腰部肌肉紧张、僵硬，腰椎 L2～S1 棘旁有压痛，L4～S1 棘突上叩痛明显，叩击时双下肢放射痛明显。咳嗽试验（－），挺腰压腹试验（＋）。直腿抬高试验：左侧 45°（＋），右侧 45°（＋）。"4"字试验：左侧（＋），右侧（＋）。梨状肌紧张试验：左侧（－），右侧（＋）。双侧髋关节活动度正常。双下肢肌力正常，双下肢皮肤感觉正常存在。双下肢足背动脉搏动正常。病理反射未引出，四肢末梢血循环正常。

【辅助检查】

右侧臀部软组织彩超：右侧梨状肌及前方软组织稍增厚、水肿，右侧坐骨神经梨状肌下孔出口处稍水肿。

腰椎正侧位片：L4/L5、L5/S1 椎间盘病变可能。腰椎稍侧弯、退行性变。

腰椎磁共振：L3/L4、L5/S1 椎间盘轻度膨出；L4/L5 椎间盘变性、突出（中央型），椎管狭窄；腰椎退行性变；L4～S1 棘突间软组织水肿。

【诊断】

西医诊断：腰椎间盘突出。

中医诊断：腰痛，证属气滞血瘀。

【治疗经过】2023 年 8 月 27 日开始治疗，前期以理疗、缓解症状为主。

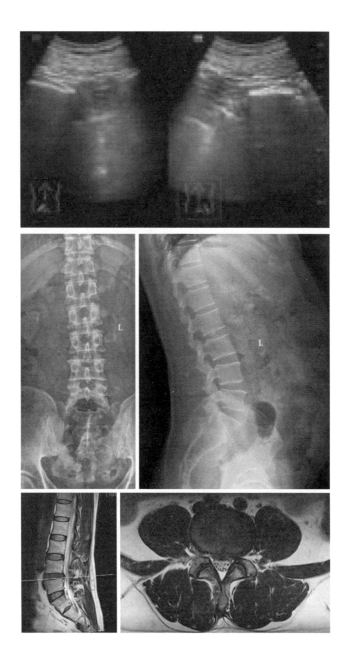

　　1.腰椎牵引，以扩大椎间隙，减轻神经受压。每日2次，每次40分钟。

　　2.中药熏洗，用科室协定方软伤外洗方，以活血化瘀、止痛，每日2次，每次30分钟。方药如下：

威灵仙 20g　白芷 15g　醋三棱 20g　千年健 20g

炒桃仁 10g　醋莪术 20g　珍珠透骨草 30g　伸筋草 30g

红花 10g　艾叶 10g　香加皮 20g　海桐皮 20g　苏木 10g

3. 温针治疗，以舒筋通络，平衡阴阳。取穴：命门，双侧大肠俞、肾俞、膀胱俞，阿是穴，右侧环跳、委中、承山，每日 1 次，每次 30 分钟。

后期行手法复位，以改善腰椎结构，减轻神经受压或血管刺激等。

第一步：患者俯卧于电动牵引床上，嘱患者放松，固定后，通过电动牵引床（或人工牵拉）超体重牵引，拉开椎体间隙，解除肌肉紧张；术者站其右侧双手叠掌定于其体表右侧 L4、L5 节段，按照一定频率弹压，待手下有关节动感、弹响、患者自诉右下肢症状减轻，即为复位成功。腰部小关节彻底松弛，解除小关节紊乱，使神经根与椎间盘之间位置发生位移，解除神经根的压迫。

第二步：患者左侧卧于治疗床上，下位左下肢伸直略屈髋，上位右下肢屈膝屈髋。术者以一手按患者肩部向前推，另一手掌根豌豆骨按于髂后下棘。两手协调用力将脊柱扭转至弹性限制位后，按肩部之手稳住躯干上部不动，按髂后下棘的手做一突发的扳动，用力方向指向患肢股骨纵轴，即可达到复位。复位后予药物、腰部加垫等保证治疗效果。

疗程 2 周。治疗后患者神志清，精神可，情绪平和，自诉症状明显好转，夜眠情况也随之改善，查其颈腰部压痛也明显减轻。后教其交叉支撑、臀桥锻炼，增强核心肌力，并嘱其长期坚持锻炼。

病例 61

【**基本信息**】李某，女，65 岁。

【**主诉**】腰部、双膝、双小腿沉胀疼痛 5 年余。

【**现病史**】患者诉 5 年前劳累后出现腰背部疼痛，行走、久站后双下肢作胀，双膝酸痛，休息后疼痛缓解，严重时行推拿、膏药外用后缓解。未予系统治疗，后疼痛反复。近期腰背部疼痛加重，双膝酸楚不适，行走约 30 米后双下肢胀痛。为进一步系统治疗，遂至我院就诊。刻诊：患者神志清，精神可，入睡困难，纳差，易胃胀。舌暗淡、苔白，脉沉弦。

【既往史】夜寐欠安 10 余年，余无特殊。

【专科查体】腰椎生理曲度变直，L4～S1 棘突及双侧棘旁压痛（＋）。颈椎生理曲度变直。腰椎活动度：前屈 15°，后伸 10°，左侧屈 15°，右侧屈 15°。双侧"4"字试验（－），双侧直腿抬高试验 50°（＋）、加强试验（＋）。双膝活动度尚可，髌周压痛，浮髌试验（－）。

【辅助检查】

颈椎正侧位片：颈椎生理曲度变直，序列规整，部分椎体增生。

颈椎张口位片：两侧寰枢关节间隙不等宽，右窄左宽，寰枢关节缘可见台阶样改变。

腰椎正侧位片：腰椎侧弯，序列失稳，L3～L5 椎间隙狭窄，部分椎体骨质增生硬化。

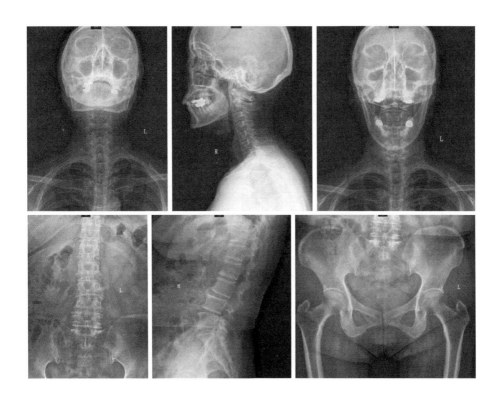

骨盆平片：双侧髋关节对应关系可，关节边缘骨质增生、硬化，双侧股骨头形态完整，密度均匀。双侧骶髂关节对合关系可，关节间隙变窄，关节面骨质硬化。

【诊断】

西医诊断：①腰椎间盘突出；②膝关节病；③颈椎病。

中医诊断：伤筋，证属气滞血瘀。

【治疗经过】

初诊（2023 年 5 月 10 日）：予颈椎错缝调整手法、腰椎手法复位。术毕，患者双膝酸痛、双小腿胀当即改善。四诊合参，辨证施治，证属气血瘀滞、脾胃亏虚，治以调畅气血、理气健脾，予中药汤剂口服，方药如下：

党参 12g　茯苓 12g　炒白术 12g　甘草 6g

藿香 10g　葛根 20g　煨木香 10g　升麻 10g

5 剂，水煎服，日 1 剂，早、晚分服。

二诊（2023 年 5 月 16 日）：患者诉腰痛及双膝酸楚有所改善。夜间睡眠时间较前延长，纳食改善，仍不耐久行，行走约 50 米后下肢困重不适。予双手交叉抱头调整胸椎错缝，余手法操作同初诊。四诊合参，辨证施治，守上方加减，方药如下：

党参 12g　茯苓 12g　炒白术 12g　甘草 6g　藿香 10g

葛根 20g　煨木香 10g　威灵仙 10g　枳壳 10g

7 剂，水煎服，日 1 剂，早、晚分服。

三诊（2023 年 5 月 23 日）：患者诉腰部疼痛减轻，行走距离较前延长，佩戴腰围可行走约 100 米，仍有双下肢困重不适。予双手交叉抱头调整胸椎错缝。四诊合参，辨证施治，证属气血瘀滞、脾虚湿阻，治以调畅气血、健脾祛湿，予中药汤剂口服，方药如下：

党参 15g　茯苓 15g　炒白术 15g　甘草 10g　黄芪 20g

防己 10g　煨木香 10g　白芍 10g　藿香 10g　陈皮 10g

苍术 15g　厚朴 10g　秦艽 10g

5 剂，水煎服，日 1 剂，早、晚分服。

嘱患者适度进行功能锻炼：臀桥；腘绳肌拉伸；勾脚抬腿。

四诊（2023 年 5 月 30 日）：患者诉腰部、双膝疼痛减轻，可间断行走 20 分钟，双下肢困重不适较前明显减轻，予颈椎寰枢关节错缝调整。嘱继续功能锻炼。继服上方 7 剂，以巩固疗效。

【**按语**】患者为老年女性，长期劳损，筋骨结构在时间和空间均发生异常变化，患者夜寐欠安 10 余年，纳差，易腹胀，气机不畅，瘀血痹阻，筋脉失于濡养，不通则痛，不荣则痛，故腰部、双膝疼痛；气机阻滞，故下肢作胀。治宜补气健脾、理气通络、正骨柔筋。整体与局部相结合，治疗时不仅限于局部，应整体辨证，从整体入手调整脊柱筋骨平衡。临床发现患有膝痛的患者，其腰椎及骨盆往往也存在一定的问题，腰、膝联合，腰、髋、膝联合，或者仅从腰、骨盆进行调治，往往也能达到治疗膝痛的目的。

病例 62

【**基本信息**】樊某，女，39 岁。

【**主诉**】腰臀部疼痛，活动受限 1 年余。

【**现病史**】患者 1 年前产后出现腰臀部疼痛，伴活动受限，近期不耐久行，可行走约 50 米，右臀部疼痛明显。为求系统治疗，遂至我院就诊。刻诊：患者神志清，精神可，纳眠可。舌暗淡、苔白，脉沉弦。

【**既往史**】无特殊。

【**体格查体**】颈椎、腰椎生理曲度变直，左侧斜方肌、背阔肌压痛。

【**辅助检查**】

腰椎正侧位片：腰椎侧弯，曲度较直，序列尚可，L5/S1 椎间隙狭窄。

骨盆平片：双侧髋关节对应关系可，双侧髋臼包容性欠佳。双侧骶髂关节对合关系可，关节间隙变窄，关节面骨质硬化增生。

腰椎磁共振：L5/S1 椎间盘变性突出，右侧神经根受压。

中医筋骨构架学实战录

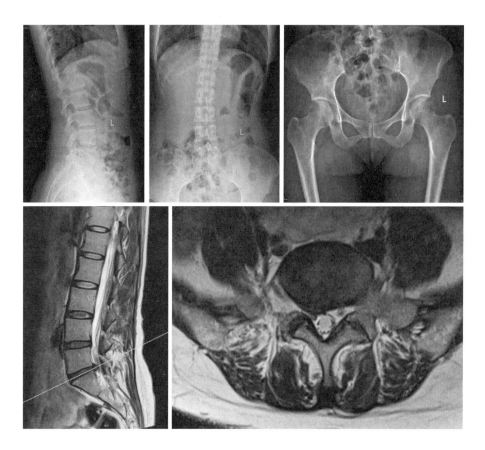

【诊断】

西医诊断：腰痛。

中医诊断：腰痛，证属气虚血瘀。

【治疗经过】

初诊（2022年2月10日）：予胸椎错缝调整手法，再予右侧枢椎提拉推顶手法复位。术毕，患者右臀部疼痛明显减轻，行走距离较前延长。选取臀痛穴针刺，松解背阔肌、斜方肌后，患者活动较前明显改善。

二诊（2022年2月16日）：患者诉腰臀部疼痛及活动度有所改善。治疗予双手交叉抱头调整胸椎错缝，右侧枢椎提拉推顶手法复位。

三诊（2022年2月23日）：双手交叉抱头调整胸椎错缝。

经治疗，患者腰臀部疼痛明显缓解。

【按语】对于慢性筋骨病，很多医者重视局部治疗，但当局部治疗效果欠佳时应立足整体、追本溯源。患者产后腰臀部疼痛，长期以左手负重搂抱孩子，故左侧斜方肌、背阔肌劳损较重，日久可牵拉腰背部及右臀部、髋部，力线改变后，可下传至腰椎、骨盆，使筋骨失衡、机体失代偿，造成腰椎侧弯、骨盆旋转移位，故治疗时应调整根源，以调整颈椎，松解背阔肌、斜方肌为主，颈肩部骨正筋柔，异常应力自然得到纠正而恢复。

病例 63

【基本信息】马某，女，63 岁。

【主诉】腰部疼痛活动受限 3 月余，伴头晕不适。

【现病史】患者自诉 3 个月前无明显诱因出现腰部疼痛活动受限，伴头晕不适。劳累后加重，休息后稍有缓解，曾在当地医院行针灸理疗、外用膏药贴敷等治疗，效果欠佳，今患者慕名前来就诊。刻诊：患者神志清，精神差，纳差，眠可，口苦口干，小便可，大便偏干。舌质红、苔厚，脉弦。

【既往史】无特殊。

【专科查体】俯卧位腰部肌肉触之僵硬，L3、L5 棘突间隙及棘突旁关节突处压痛、叩击痛明显。站立位：屈腰试验（－），后伸试验（＋），双侧侧弯试验（－）。仰卧位：屈颈试验（－），挺腹试验（－），左侧直腿抬高试验 80°（－）、加强试验（－），右侧直腿抬高试验 80°（－）、加强试验（－），双侧"4"字试验（－），骨盆挤压分离试验（－）。双下肢深浅感觉正常，双侧膝腱反射正常，双侧跟腱反射减弱，病理反射未引出，四肢肌力、肌张力、深浅感觉可，末梢血循环、运动基本正常。

【辅助检查】

颈椎正侧位片：颈椎生理曲度变直，序列规整，部分椎体增生。

颈椎张口位片：两侧寰枢关节间隙不等宽，右宽左窄，齿突偏左，寰枢关节缘可见台阶样改变。

腰椎正侧位片：腰椎侧弯，腰椎曲度变大，部分椎体骨质增生硬化。

骨盆平片：双侧髋关节对应关系可，双侧髋臼包容性欠佳，关节边缘

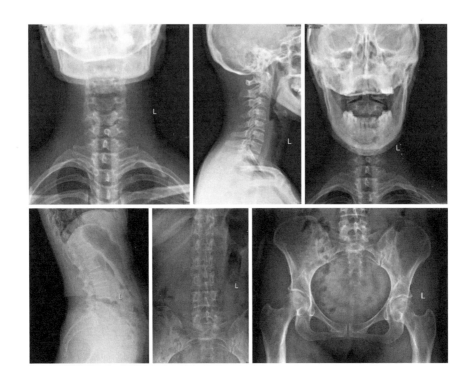

骨质增生、硬化。双侧骶髂关节对合关系可，关节间隙变窄，关节面骨质硬化。

【诊断】

西医诊断：腰痛。

中医诊断：痹病，少阳病。

【治疗经过】

初诊（2023 年 8 月 14 日）：查体见左腿长、右腿短。依据影像表现，予左侧卧蹬右腿、仰卧位调胸椎、骨盆开合、坐位手法调颈椎。术毕，患者自诉腰痛及头晕明显缓解。嘱患者行功能锻炼（臀桥、交叉支撑），以增强核心力量。四诊合参，辨证施治，给予中药小柴胡汤加减：

柴胡 10g　清半夏 10g　党参 15g　炙甘草 6g　黄芩 9g

生姜 6g　大枣 12g　杜仲 10g　狗脊 10g　续断 15g

5 剂，水煎服，日 1 剂，早、晚分服。

二诊（2023 年 8 月 21 日）：患者症状大有缓解，嘱继续加强臀桥、交叉支撑等核心肌力锻炼，以及腘绳肌拉伸等，并给予我院院内制剂加味益气丸口服。

【按语】在诊治该患者的查体过程中发现，该患者存在明显的长短腿（左腿较右腿长），且经影像检查发现患者骨盆存在旋转移位、耻骨联合错缝，予左侧卧位蹬腿法以纠正左侧骨盆前倾，恢复双下肢平衡。患者二诊后仍有稍许疼痛不适，嘱其回家自行休养康复。笔者非常认同近代四川名老中医郭贞卿提出的"留邪抗正""邪少促正"的观点，认为留一分邪气，以利于正气升华，激活人体的自然愈病能力和自我调控防病能力，是一种行之有效的无上妙法，也是一种深邃的中医学治病学术思想之一，故门诊治疗时常常告诉患者，治疗不能达到症状全无，可以留一些轻微的不适，嘱患者自行功能锻炼以利于最后的康复。临床上常见到病去体衰的情况，不仅旧邪去之不尽，而且新邪容易侵袭，以致反复缠绵，多半是由此而造成的。

《素问·五常政大论》云："大毒治病，十去其六；常毒治病，十去其七；小毒治病，十去其八；无毒治病，十去其九。谷肉果菜，食养尽之，无使过之，伤其正也。"

考虑该患者腰臀部疼痛为长短腿的一个继发症状，随后诊察脊柱－骨盆－下肢整体，解决长短腿诱发的其他问题（颈椎骨结构的变化、腰椎生理曲度变大）。中医筋骨构架学认为，长短腿患者在日常活动中双下肢负重会产生差异、不均衡。从生物力学的角度来讲，脊柱－骨盆－下肢是一体的，三者之间任一方结构出现生物力学的改变，久之将会影响其余两方。存在长短腿的患者，日常的行走等活动所产生的力的传导现象，在"脊柱－骨盆－下肢"系统中是不对称的，若未能及时得到矫正，将发生代偿与失代偿现象。脊柱侧弯、骨盆旋移、双下肢不等长会影响力的传导，引发新的问题。解决了原发问题和继发问题后，患者的症状自然就有所好转了。此外中医筋骨构架学还注重内外兼治，重视患者功能锻炼，加强患者宣教，嘱其改变不良的生活习惯，并根据影像学资料，指导其进行科学有效的功能锻炼。患者舌质红、脉弦，口干口苦，为典型的少阳证，给予中药汤剂和解少阳，并辅以杜仲、续断、狗脊，补肝肾、强筋骨。

第六章

颈腰多部位同病

病例 64

【**基本信息**】徐某，女，34 岁。

【**主诉**】颈腰部疼痛不适 4 年余。

【**现病史**】患者于 4 年前劳累后出现颈腰部疼痛、肌肉僵硬，腰部活动受限明显，无下肢麻木、无力，来我院求治，给予中药熏洗、针灸等对症治疗，颈腰疼痛、肌肉僵硬减轻，活动受限消失。其后反复出现久坐后颈腰部疼痛、僵硬不适症状。今为缓解颈腰部疼痛，遂来就诊。刻诊：患者神志清，精神可，纳可，夜间睡眠差，二便可。舌质红，脉弦。

【**既往史**】无特殊。

【**专科查体**】患者体形瘦小；颈椎无侧弯、后凸、扭转畸形及强迫体位，左侧肩胛骨较右侧稍高，右侧肩胛骨稍外旋，颈部右侧肌肉僵硬，颈椎椎旁压痛，第 7 颈椎棘突压痛明显，双侧肩井穴处压痛，双侧颞部无压痛，无眼震，颈椎活动无明显受限（前屈 40°，背伸 40°，侧弯 45°，旋转 70°）；双侧上肢痛觉、温觉、触觉正常，无感觉分离。叩顶试验（－），拔伸试验（－），臂丛神经牵拉试验（－），右侧椎间孔挤压试验（－）。双侧肱二头、三头肌反射及桡骨膜反射正常，双侧霍夫曼征（－），双臂运动、感觉、肌力可，双手精细动作正常，双下肢运动、感觉、肌力无异常。腰椎活动稍受限。腰椎活动度尚可，腰部肌肉僵硬，右侧明显，L3 ~ L5 棘突上、棘突间压痛。咳嗽试验（－），屈颈试验（－），挺腰压腹试验（－），直腿抬高试验、加强试验（－），"4"字试验（－），梨状肌紧张试验（－）。双下肢肌力 5 级，膝腱、跟腱反射正常，末梢感觉及血循环正常。

【辅助检查】

颈椎正侧位片：颈椎曲度反弓，序列可，部分椎体缘骨质稍变尖，C3/C4、C4/C5 椎间隙稍窄。椎旁软组织内未见明显异常密度影。

颈椎张口位片：张口位示两侧寰枢关节间隙不等宽，右侧较窄。

腰椎正侧位片：腰椎稍显侧弯，曲度存在，序列可，部分椎体缘骨质稍增生，L5/S1 椎间隙变窄。S1 椎弓不连续，考虑 S1 隐性脊柱裂。

骨盆平片：双侧髋关节对应关系可，关节间隙未见明显狭窄，双侧髋臼缘骨质稍增生变尖，关节面略显硬化。双侧股骨头形态、密度尚可，股骨头颈部骨皮质稍欠光整。双侧骶髂关节对应关系可，关节间隙稍窄，关节面略显硬化。S1 椎弓连续性欠佳。

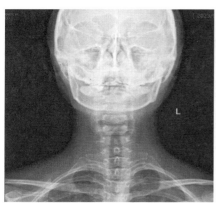
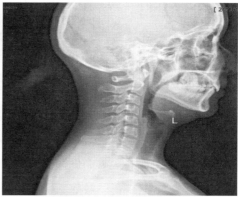
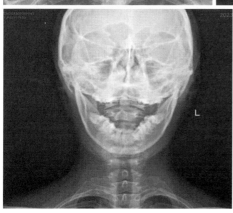
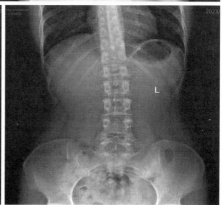

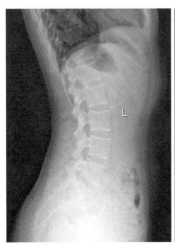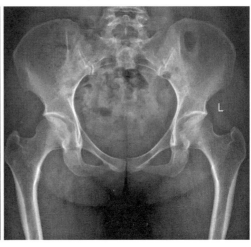

【诊断】

西医诊断：①颈椎病；②腰痛。

中医诊断：痹病，证属气滞血瘀。

【治疗经过】

初诊（2023 年 9 月 8 日）：先予骨盆开合，腰部疼痛明显减轻；后予颈椎手法调整，颈部疼痛、僵硬较前缓解。

【按语】脊柱乃一个整体，腰椎力线的改变，可下传至骨盆，使筋骨失衡，机体失代偿而造成腰椎侧弯及骨盆旋移、错位，故予骨盆开合以纠正骨错缝，术后患者即感腰部疼痛明显减轻。腰椎力学结构长期失稳，还会影响颈椎、胸椎，使之结构发生改变，机体自主代偿，进一步加重整个颈胸结合部和胸腰结合部的症状。颈、胸、腰、骨盆互相影响，故依据影像学再予以颈椎手法调整后患者颈部疼痛、僵硬较前缓解。治疗上注重整体观念，通过整体调整脊柱椎体错位，以改善颈胸结合部和胸腰结合部、骨盆的骨错后，患者整个脊柱恢复平衡稳定，疼痛得到明显改善。

病例 65

【**基本信息**】杨某，男，49 岁。

【**主诉**】腰部疼痛 4 年，加重 2 年；颈部疼痛 3 年，加重 2 年。

【**现病史**】患者自诉 4 年前因长时间久坐导致腰部疼痛，休息后无明显缓解，未行系统治疗；3 年前因长时间久坐导致颈部疼痛，休息后无明显缓解，未行系统治疗；2 年前因长时间久坐导致疼痛加重，休息后无明显缓解，在当地诊所行针灸治疗，无明显好转，其间症状反复，今为求系统治疗，遂来我院就诊，门诊以"颈椎病""腰痛症"收治我科。患者步入病房，发病以来神志清，精神差，纳、眠可，二便正常。

【**既往史**】无特殊。

【**专科查体**】颈部外观无畸形。触诊颈椎生理曲度变直，颈夹肌触之僵硬，C5/C6 棘突上明显压痛，无明显放射痛，其他棘突上无明显压痛及放射痛。双侧肩井穴处无明显压痛及放射痛。双侧肩胛提肌处明显压痛，无放射痛。颈部活动范围无明显受限。转头试验（－），叩顶试验（－），头部垂直挤压试验（－），双侧臂丛神经牵拉试验（＋），双侧椎间孔挤压试验（＋），背伸旋转试验（－）。双侧霍夫曼征（－）。双上肢腱反射正常，末梢血循环可，肌力、肌张力、深浅感觉正常。双侧下肢腱反射正常，未见病理征。患者腰部外观无明显毛发增生，无弯腰凸臀征，腰椎外观无畸形，腰椎生理曲度变直，腰部活动度无受限。站立位：屈腰试验（－），后伸试验（－），双侧侧弯试验（－）。仰卧位：屈颈试验（－），挺腹试验（＋），左侧直腿抬高试验 75°（＋）、加强试验（＋），右侧直腿抬高试验、加强试验（＋），屈膝屈髋试验（＋），双侧"4"字试验（＋），骨盆挤压分离试验（＋）。俯卧位腰部肌肉触之僵硬，L5、S1 棘突间隙及棘突左旁关节突处压痛、叩击痛明显，且按压及叩击时有中度疼痛向左侧臀部、左小腿放射；胸腹垫枕试验（＋）。双下肢深浅感觉正常，双侧膝腱反射正常、跟腱反射减弱，病理反射未引出，四肢肌力、肌张力、深浅感觉可，末梢血循环基本正常。

【辅助检查】

颈椎侧位、双斜位、张口位 DR：颈椎生理曲度变直，序列可，部分椎体缘骨质变尖，C3/C4、C4/C5、C5/C6 椎间隙变窄，C4～C6 椎间隙对应项韧带处可见条状、结节样钙化影。张口位示寰枢关节双侧间隙不等宽，左窄右宽，棘突偏移。双斜位示 C4/C5、C5/C6 双侧、C2/C3、C3/C4 左侧椎间孔不同程度狭窄。腭枕线高度略降低。

腰椎正侧位 DR：腰椎略侧弯，生理曲度变直，序列欠规整。L5 椎体后移，部分椎体缘骨质变尖；L5/S1 椎间隙变窄。椎旁软组织内未见明显异常密度影。

骨盆平片：双侧髋关节及骶髂关节对应关系可，关节间隙稍窄，关节缘骨质变尖，双侧股骨头形态可，股骨头颈部欠光整。S1 双侧椎弓连续性欠佳。

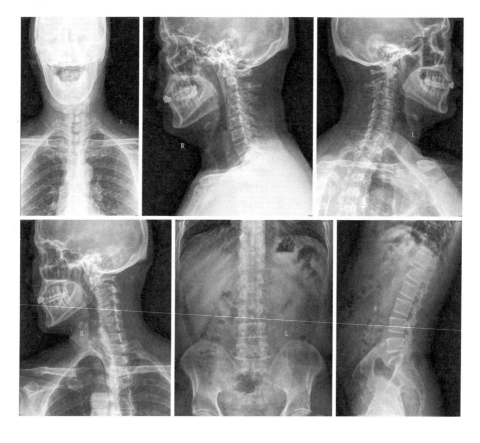

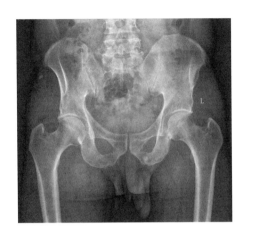

【诊断】

西医诊断：①颈椎病；②腰椎间盘突出。

中医诊断：筋骨病，证属气滞血瘀。

【治疗经过】

初诊（2023 年 8 月 29 日）：依据影像表现，予颈椎提拉推顶手法调整颈椎骨错；患者取仰卧位躺于诊疗床上，左下肢屈膝，左脚放置于右膝关节外侧，脚掌踏实诊疗床面，术者将患者左膝关节向外、向右肩关节方向推，嘱患者控制左膝关节用力向外顶（调整骨盆左旋移位）。左侧行狮身人面法（调整腰椎侧弯）：患者去枕俯卧，双腿并拢，双手环抱诊疗床；术者立于床旁，一手按于患者病变的腰椎棘突处，另一手按住患者的双踝向下压。然后指导患者胸部以上不动，腰部以下侧卧屈髋屈膝，头部贴着检查床并转头看向术者。嘱患者发动腰腹肌力量向上抬腿，对抗术者按压踝部施加的压力，坚持 5 秒，3 次为 1 组。术毕，患者自觉肩腰部疼痛症状改善。嘱其尽量避免久坐，回家观察。四诊合参，辨证施治，证属气滞血瘀、筋脉瘀阻，治宜行气活血、通筋活络，予中药汤剂口服，方药如下：

黄芪 36g　当归 24g　桃仁 6g　红花 6g　地龙 12g　木瓜 15g
牛膝 15g　乳香 15g　没药 15g　独活 24g　山药 24g　川芎 24g
桑寄生 24g　白芍 24g　白术 24g　大枣 6g

7剂，水煎服，日1剂，早、晚分服。

二诊（2023年9月6日）：患者自述经治疗后颈部、腰部疼痛明显缓解，治疗手法同初诊。

三诊（2023年9月20日）：予颈椎提拉推顶手法。术毕，患者自觉腰部疼痛明显好转。嘱其长期坚持功能锻炼：臀桥；腘绳肌拉伸（平躺屈膝，双手交叉抱单侧大腿，脚尖向下绷紧，然后缓慢向上用力伸直腿，两侧交替进行）。

【按语】患者长期久坐工作，颈部疼痛3年，体格检查中双侧臂丛神经牵拉试验及双侧椎间孔挤压试验均阳性，结合影像表现可诊断为颈椎病。患者腰部疼痛4年，挺腹试验，双侧直腿抬高试验、加强试验，屈膝屈髋试验，双侧"4"字试验，以及骨盆挤压分离试验均阳性，结合影像表现可诊断为腰椎间盘突出。首次手法治疗后患者症状缓解后有反复，再次予手法调整。正骨不是万能的，正骨不必追求绝对的解剖复位，通过正骨手法的干预将机体向正常的方向引导，缓解、消除临床症状即达到目的。

病例 66

【基本信息】吉某，女，19岁。

【主诉】颈肩及腰部疼痛2个月。

【现病史】患者自诉2个月前无明显诱因出现颈部伴双肩部疼痛。为求专科系统诊治，遂来我院就诊，门诊医生检查后诊断为"①颈椎病；②脊柱侧弯"。患者患病以来，神志清，精神可，饮食可，睡眠可，二便均正常。

【既往史】无特殊。

【专科查体】颈部外观无畸形。触诊颈椎生理曲度变直，颈夹肌触之僵硬，C5/C6棘突上明显压痛，无明显放射痛，其他棘突上无明显压痛及放射痛。双侧肩井穴处无明显压痛及放射痛。双侧肩胛提肌处明显压痛，无放射痛。颈部活动范围无明显受限。转头试验（-），叩顶试验（-），头部垂

直挤压试验（－），双侧臂丛神经牵拉试验（－），双侧椎间孔挤压试验（－），
背伸旋转试验（－）。双侧霍夫曼征（－）。双上肢腱反射正常，末梢血循环
可，双侧上肢肌力、肌张力、深浅感觉正常。双侧下肢腱反射正常，未见
病理征，二便正常。

【辅助检查】

双下肢全长 DR：考虑右侧胫腓骨陈旧性骨折。双下肢不等长，骨盆倾
斜，右下肢较短缩。双侧骶髂关节面硬化。

脊柱全长 DR：脊柱稍侧弯，S1 隐性脊柱裂可能。

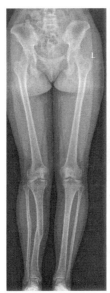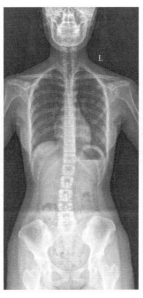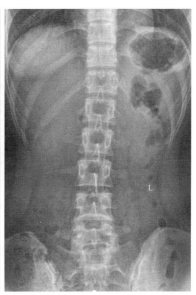

【诊断】

西医诊断：①颈椎病；②脊柱侧弯。

中医诊断：筋骨病，证属气滞血瘀。

【治疗经过】入院后常规行中药熏洗、仰卧牵引等治疗，配合针刺，缓
解患者疼痛，治疗 1 周，疼痛明显减轻。后改为俯卧牵引，并于牵引将结
束时行手法牵弹整复治疗。同时对患者行足底力学分析，依据足底力学结
果及下肢短缩情况为患者量身定制矫形鞋垫。症状明显减轻后指导患者康
复锻炼。疗程共 2 周，嘱患者归家后继续坚持锻炼。

【按语】患者为青年女性，少时跌仆损伤致一侧下肢短缩，行走活动时一侧骨盆代偿性下移。依据中医筋骨构架学理论，骨盆为脊柱平衡稳定的基础，骨盆倾斜一定时间，脊柱便会产生侧弯及旋转。许多外科医生并不重视无症状的脊柱侧弯，而中医筋骨构架理论认为，骨不正则筋病，初期可能并无明显疼痛，或仅为局部偶发性疼痛，但迁延日久，机体代偿能力失衡，患处疼痛程度会不断加重，范围也由近至远，逐步蔓延，疼痛也由偶发变得更为频繁，且不易缓解。

本病的发生发展正对应了这一理论，患者儿童时期患病，其间十数年并无明显疼痛，及至成年，也仅为轻度疼痛，且多可很快自愈。随着年龄增长，课业负担增大，疼痛范围逐渐增大且难以自愈。此时治疗应兼顾标本，首先针对当前症状，对颈部及腰部疼痛采取针对性治疗措施，调整脊柱曲度异常、小关节紊乱，并修复周围软组织病变和粘连。同时依据足底力学结构及下肢短缩情况为患者定制矫形鞋垫，纠正下肢短缩畸形，使骨盆恢复平衡。如此以来，标本同治，骨正筋柔，病痛得减。最后叮嘱患者日后勤于锻炼，养成良好习惯即可。

病例 67

【基本信息】楚某，女，43 岁。

【主诉】颈肩部、腰部、双膝疼痛不适 1 月余。

【现病史】患者 1 个月前劳累后出现颈部、两侧肩背部、腰部及双膝关节疼痛，站立、坐位及行走时颈腰部、膝关节酸痛明显，双膝困重、活动不利，今为求系统诊疗，特来我院就诊。患者自发病之日起，饮食可，睡眠可，二便可。舌质淡红、苔薄白，脉弦细。

【既往史】无特殊。

【专科查体】颈椎生理曲度存在，颈部、肩背部肌肉紧张，局部可触及软组织条索样改变，局部压痛。颈椎前屈、后伸、左右侧弯等活动尚可，右侧旋转活动受限。C3 ~ C6 椎体棘突两侧压痛，叩顶试验（-），双侧椎间孔挤压试验弱阳性，双侧臂丛神经牵拉试验（－）。双上肢感觉、肌力可，双侧霍夫曼征（－）。腰椎生理曲度变直，腰部肌肉紧张，腰椎两侧肌张力不对等，L3～S1 椎体棘突间隙及两侧横突周围压痛，椎体叩击痛，腰椎前屈、后伸及左右侧弯、旋转活动轻度受限。双侧直腿抬高试验 70°（＋），双侧"4"字试验（－）。双侧跟腱、膝腱反射可，双下肢肌力可。双膝关节未见明显肿胀，膝关节周围压痛，以髌骨周围及关节内侧间隙为著，双膝关节屈伸活动度可，双侧抽屉试验（－），内外侧副韧带挤压试验（－），双侧股四头肌肌力约 4 级，双膝关节屈曲肌力约 4 级，双侧巴宾斯基征（－）。

【辅助检查】

颈椎正侧位 DR：颈椎轻度退行性变，符合颈椎病影像学表现，C5/C6 椎间盘病变可能，C2/C3、C3/C4、C4/C5 左侧椎间孔稍变小。寰枢关节失稳可能。

腰椎正侧位 DR：L5 双侧椎弓峡部裂，L5/S1 椎间盘病变可能。腰椎退行性变。

骨盆平片：双侧骶髂关节及双髋关节退行性变。

【诊断】

西医诊断：颈椎病、腰椎峡部裂、膝关节退行性变。

中医诊断：痹病，证属血瘀气滞；腰痛，证属血瘀气滞。

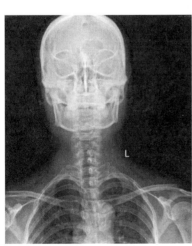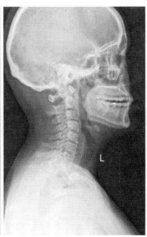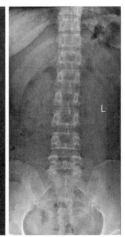

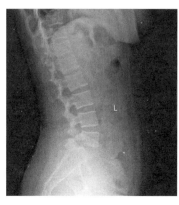
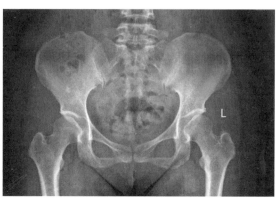

【治疗经过】

初诊（2022 年 7 月 12 日）：患者取仰卧位，术者双手食指并拢，以指腹由肚脐旁开 2 指下 2 寸轻柔垂直下压，触诊髂腰肌，肌张力稍高，局部压痛明显，右侧重于左侧。遂行髂腰肌手法松解，在髂腰肌压痛点施加持续轻柔按压，并嘱患者屈伸同侧下肢 10 次，指腹下可感受到髂腰肌收缩、舒展。髂腰肌松解后，进一步触诊腹直肌外缘及止点，予压痛点手法松解。术毕，嘱患者下床行走活动，患者诉颈肩部、腰背部酸痛感较前减轻，抬腿自觉轻松。嘱患者仰卧于检查床上，对血海、梁丘、鹤顶、阳陵泉、足三里等穴位行点揉手法，再以按法、拨法、掌根摩法，松解内收肌群、股四头肌、髂胫束，五指抓提髌骨手法提拉髌骨。术毕，嘱患者下床行走活动，患者诉肩背部、腰部及膝关节疼痛明显缓解。嘱患者行臀桥及腹式呼吸锻炼。

二诊（2022 年 7 月 18 日）：患者诉低头及腰部前倾时颈肩部、腰背部仍感酸痛，站立及下蹲时膝关节疼痛较前缓解。触诊颈部两侧关节突关节不对称，部分棘突偏歪，肩背部、上胸椎两侧肌肉软组织肌张力不对等，局部压痛明显。再次给予髂腰肌松解手法。术毕嘱患者坐位，予胸椎提拉推顶法（胸顶法）、颈椎定点旋转复位法，分别纠正胸椎、颈椎关节错缝，再以掌根揉法、摩法松解肩背部软组织。术毕嘱患者下床活动，患者诉颈肩部、腰部及膝关节疼痛明显缓解。嘱患者坚持行臀桥、平板支撑及髂腰肌拉伸及腹式呼吸等功能锻炼。

【按语】患者有长期低头伏案、久坐、久站等不良习惯，平素缺乏适当锻炼、活动，致使筋肉劳损、疲乏，"骨"失去"筋"的正常保护，出现椎体偏歪、旋转，骨盆倾斜等，加之患者腰椎存在"峡部裂"结构性不良，久之，筋与骨的平衡、脊柱与骨盆的平衡、人体上与下的平衡被打破，进而出现颈肩部、背部、膝关节等多发性疼痛。中医筋骨构架学以平乐正骨"筋滞骨错"的平衡观为理论基础，强调平衡与不平衡在筋骨疾病发生、发展、转归过程中的重要性。不平衡是绝对的，平衡是相对的，诊疗过程中应从脊柱、骨盆、关节等整体把握，找到引起患者症状的"不平衡"处，由此入手，通过理筋、正骨、功能锻炼等，将"不平衡"转为"相对平衡"，从而促进患者筋与骨功能调和，改善临床症状。

病例 68

【基本信息】马某，女，69 岁。

【主诉】双下肢疼痛、左上肢活动受限 2 年余，加重半年。

【现病史】2 年前劳累后出现腰部疼痛、酸沉，双下肢及左上肢疼痛，活动受限，休息后症状缓解不明显，遂至当地医院行针灸、按摩等治疗，症状缓解仍不显著。今来我院求治，门诊以"腰椎间盘突出"为诊断收治入院。刻诊：患者神志清，精神不振，自行步入病房，饮食可，小便频数，便秘。

【既往史】糖尿病 20 余年，口服二甲双胍片、阿卡波糖片，皮下注射胰岛素控制。高血压病 10 余年，口服硝苯地平缓释片、依那普利片控制。5 年前患脑梗死，遗留左侧肢体无力。2 年前行白内障手术。

【专科查体】腰椎活动受限。腰部肌肉紧张、僵硬，腰椎棘突上、棘突间、棘旁均无明显压痛、叩痛、放射痛，咳嗽试验（－），屈颈试验（－），双侧直腿抬高试验 70°（－）、加强试验（－），双侧"4"字试验（－），双侧梨状肌紧张试验（＋）。左侧髋关节活动度正常。右侧髋关节活动度欠佳，内收、外展受限。双侧足踇背伸肌肌力 5 级，左侧肌力稍弱。左侧膝腱反射稍亢进，右侧膝腱反射未引出。双侧胫骨前肌肌力 5 级，双侧足蹈屈肌、股四头肌、髂腰肌肌力 5 级，左侧肌力稍弱。双下肢水肿，胫前按之凹陷，皮肤绷紧光亮。双下肢足背动脉搏动正常。双侧巴宾斯基征（＋）。左肩关节活动差，上举约 90°，后伸不能，外展约 60°，左肩周围肌肉明显萎缩，肌力约 4 级。

【辅助检查】

颈椎正侧位片：颈椎退行性变，项韧带钙化。考虑 C5/C6、C6/C7 椎间盘病变。

颈椎张口位片：寰枢关节失稳。

腰椎正侧位片：L1 椎体变扁，腰段诸椎间盘病变可能。腰骶假关节形成。腰椎稍侧弯、退行性变，椎体退行性不稳。

骨盆平片：双侧髋关节及双侧骶髂关节退行性变。盆腔内可见多发钙化。

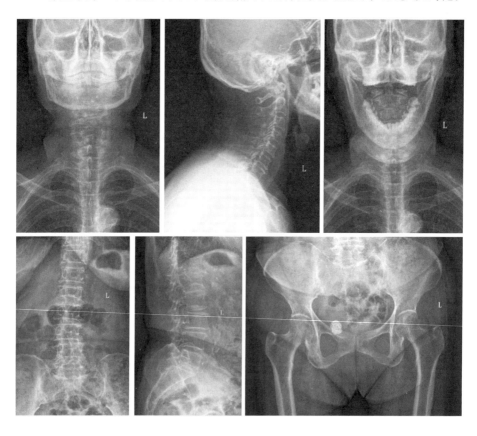

【诊断】

西医诊断：①腰椎间盘突出；②肩周炎；③颈椎病；④高血压；⑤ 2型糖尿病；⑥胰腺癌。

中医诊断：痹病，证属气滞血瘀。

【诊疗经过】入院后完善相关检查，给予局部治疗（中药熏洗、中药封包、中药硬膏热贴敷治疗配合平乐筋骨痛消膏等治疗）。入院后每 3 天给予 1 次颈椎紊乱正骨手法、胸椎背提，每日针刺左肩部肩前、肩井、肩贞、臂臑、手三里、曲池等，留针 30 分钟。治疗双侧腘窝疼痛：选用髋五针加减。髋五针以左下肢内侧、右下肢外侧五针针刺。再给予双侧承扶、殷门、委中、委阳等穴位针刺，得气即出。配合下肢脉络刺络放血。治疗约 1 周后，患者左肩关节活动明显改善，双下肢腘窝疼痛明显缓解。嘱患者每日行双下肢勾脚绷腿等活动。

【按语】从平片上看，患者存在明显的脊柱侧弯、旋转、后凸畸形（腰椎楔形变，患者及其家属并无清晰记忆，故推断其应是骨量减少，无意中导致其病变，但将腰椎骨折与单纯腰痛混为一谈），结合患者情况，以"在筋治筋、在骨治骨"为原则，采取颈椎旋提手法纠正颈部错位，采取背法纠正胸腰结合段后凸畸形，对骨性结构进行调整。治疗过程中讲究手法轻巧、安全，避免造成损伤。治疗 1 次后患者左肩部活动度明显改善，由不能后伸变为能后伸。第 2 次调整颈部、胸背部后，患者上举、后伸明显改善。

患者年老，出现腰椎退行性变亦在正常生理变化范围内，因此暂不给予其腰椎骨性结构调整，对骨盆周围肌肉进行针刺松解。对外旋一侧针刺其外展肌群压痛点，内旋过度一侧给予内收肌群压痛点松解。平片示腰椎生理曲度变直，伴随骨盆后倾，故给予患肢大腿后侧承扶、殷门等穴位进行松解。右下肢局部脉络色紫暗，局部行刺络放血以改善气滞血瘀情况。

该患者治疗容易且疗效甚好，究其原因有三：一，患者影像表现与体征并无明显对应，主要考虑结构性问题；二，患者既往有脑梗死病史，遗留左下肢肌力问题，这是导致患者出现双侧力线不均、左肩关节活动度差的主要原因；三，患者依从性好，虽基础疾病较多，但患者本人及其家属依从性好，积极配合治疗，故能取得良好效果。

病例 69

【基本信息】艾某，女，32 岁。

【主诉】腰部疼痛、颈部僵硬不适伴头昏 1 个月。

【现病史】患者 1 个月前无明显诱因出现颈部僵硬不适伴头昏，腰部疼痛不适，双手夜间麻木。经口服甲钴胺片，症状缓解。今为进一步治疗，故来我院就诊。门诊以"颈椎病"为诊断收入我科。刻诊：发病以来，神志清，精神可，饮食、睡眠可，二便调，体重无明显变化。

【既往史】5 年前在某医院行"胸椎骨折手术"，手术顺利。

【辅助检查】

颈椎张口位、侧位片：C5/C6 椎间盘病变可能，C5/C6、C6/C7 右侧椎间孔略窄。考虑寰枢关节失稳。符合颈椎病影像学表现。

腰椎 MRI：L2/L3 椎间盘变性、突出（右旁中央型）；L3/L4、L4/L5 椎间盘变性、突出；L5/S1 椎间盘变性、突出（中央型）。T11 椎体楔形变并椎体上端许莫氏结节。L3～S1 棘突间软组织水肿。

【诊断】

西医诊断：①颈椎病；②腰痛。

中医诊断：筋骨病，证属气滞血瘀。

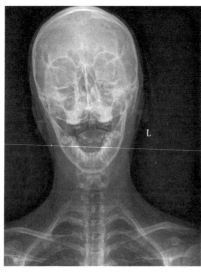
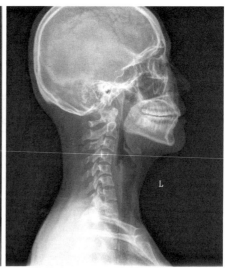

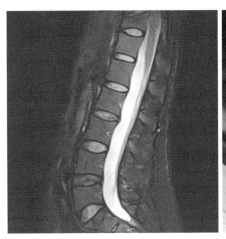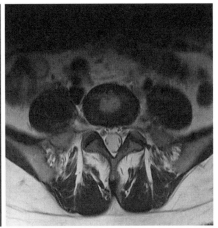

【治疗经过】入院后完善相关检查，给予中药熏洗、牵引、温针灸、手法牵引复位术等治疗。

1.颈椎牵引（4kg，40分钟，每日2次）：扩大椎间隙，纠正颈椎反弓，缓解肌肉痉挛。

2.中药熏洗（软伤外洗1号，30分钟，每日2次）：活血化瘀，舒筋通络，行气活血，缓解肌肉痉挛，消除局部水肿炎症，从而起到消炎止痛作用。方药如下：

> 白芷15g 醋莪术20g 醋三棱20g 威灵仙20g 千年健20g
> 花椒10g 炒桃仁10g 珍珠透骨草30g 伸筋草30g 红花10g
> 艾叶10g 香加皮20g 海桐皮20g 苏木10g

3.温针灸（穴位：风池、风府、大椎、百会、四神聪，每日1次，留针30分钟）：温经通络、散寒止痛、行气活血。

4.手法牵引复位术：纠正颈椎反弓，纠正寰枢关节错位，纠正腰椎小关节紊乱，增强脊柱稳定性。

（1）颈椎复位：患者端坐于凳子上，术者站其侧后方，以一手拇指顶住患者C1、C2偏歪横突或关节突及C2偏歪棘突饱满侧，余四指置于其枕后，另一手捏住患者下颌部，令其低头侧屈旋转，待旋转到颈椎有阻力时，术者感觉到力的支点在预复位的部位时，捏住下颌骨的手随即做一个稍大幅度、有控制的矢状位的快速扳动，可听到"喀"的弹响声，即复位成功。

（2）腰椎复位：患者侧卧于治疗床上，一侧下肢伸直，另一侧下肢屈髋屈膝置于伸直的小腿上。术者一手按患者肩部向前推，另一手豌豆骨按于其髂后下棘，两手协调用力将脊柱扭转至病变节段，两手突然做一反向的扳动，有弹响声即复位成功。

经治疗，患者颈腰部不适明显缓解。

5.出院后继续佩戴颈托2周。嘱患者勿长时间低头、久坐、弯腰负重。适当进行功能锻炼（项臂争力、耸肩、扩胸运动、吊单杠、倒走、五点支撑、小燕飞）。

【按语】中医构架学主张整体与局部辩证统一，人体是一个有机整体，构成人体的各个组成部分，在结构上不可分割，在功能上相互协调、相互作用，在病理上相互影响，不可偏废。整体与局部之间彼此相互依存、相互制约。在此思维方法指导下，形成了颈腰同治等临床治疗方法。脊柱作为人体承重的中轴，解剖和生物力学关系密切。脊柱分为颈椎、胸椎、腰椎、骶椎，四者相互制约、相互影响，共同影响脊柱的生物力线，颈椎的生物力线不正，也可引起胸椎、腰椎、骶椎的生物力线不正，故颈椎病也可引起腰椎病。因此我们格外重视整体观念，对于颈椎疾病，处理颈椎局部的同时也要调整腰椎。本病案从整体入手，颈腰同治，对颈椎进行手法正骨的同时，对于腰椎也进行手法正骨，纠正整个脊柱的生物力线，疗效显著。

病例 70

【基本信息】王某，男，33岁。

【主诉】颈、胸、腰部疼痛不适半年。

【现病史】患者半年前发现脊柱侧弯，左肩高、右肩低，颈腰部反复疼痛不适。今为求系统保守治疗，特来我院就诊，门诊诊查后给予"脊柱侧弯"诊断，并以此诊断收治我科。刻诊：患者神志清，精神可，饮食可，睡眠可，二便正常。舌淡红、苔薄白，脉弦细。

【既往史】无特殊。

【专科查体】C6、C7、T1、L3、L4、L5 椎体棘突及椎旁肌压痛，头部向右倾斜，站立位髂嵴左低右高，左肩高、右肩低，颈胸段、腰椎段椎体向左侧侧弯，双侧膝腱反射正常，双侧跟腱反射存在，双侧踝阵挛（－），双侧巴宾斯基征（－）。皮肤色泽正常，无咖啡斑，无血管瘤，腰骶背部无异常毛发，行走步态正常。会阴区感觉正常，肛门反射正常。

【辅助检查】

成人脊柱全长正位片：脊柱颈、腰段侧弯。

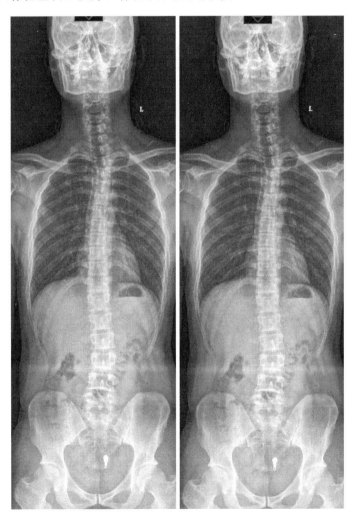

【诊断】

西医诊断：①脊柱侧弯；②腰痛。

中医诊断：痹病，证属气滞血瘀。

【治疗经过】

初诊（2023 年 8 月 12 日）：予颈椎提拉推顶手法（从左侧将枢椎向右侧推动，从右侧 C6、C7 椎体向左侧推动，调整颈椎错缝）、胸椎错缝调整手法。术毕，患者当即感觉腰部放松，腰部疼痛明显减轻。

二诊（2023 年 8 月 19 日）：予以狮身人面手法。患者去枕俯卧，面部转向左侧，双腿并拢，双手环抱检查床，上半身胸部紧贴诊疗床，下半身屈膝屈髋转向左侧，至诊疗床边双下肢腾空。术者立于床旁，一手按于患者病变的腰椎棘突处，另一手按住患者的双踝垂直向下压，同时嘱患者双腿用力向上抬，与术者进行对抗，坚持 5 秒，3 次为 1 组。复位后立即复查，患者体征改善明显，嘱其进行腹式呼吸及核心肌群功能锻炼，并向其交代工作、学习中的注意事项。

三诊（2023 年 8 月 23 日）：复予狮身人面手法调整腰椎，复位后立即复查（上页右侧图），患者体征改善明显，嘱其进行腹式呼吸及核心肌群功能锻炼，并向其交代工作与生活中的注意事项。

【按语】 患者长期工作、学习时姿势不良等皆是造成脊柱侧弯的因素，若不能得到进一步控制，侧弯程度将会越来越严重。手法选择以脊柱侧弯患者的影像学表现为依据，该患者脊柱侧弯以颈胸段、腰椎段为主且弯向右侧，故采用右侧狮身人面手法，同时配合腹式呼吸及核心肌群锻炼，以巩固疗效。遵循的主要治疗思路是筋骨并治、以衡为用，采用整脊手法对侧弯段脊柱进行调整，同时配合呼吸法及核心肌群锻炼，增强肌肉力量，改善脊柱两侧肌肉力量不均衡状态，增强筋的束骨作用，恢复筋骨平衡关系。本病早期多无症状，隐匿性强，发现时多伴明显不良体征，治疗手法是笔者经过多年的临床实践、不断总结而得出来的，针对颈胸段、腰椎段脊柱侧弯，临床疗效突出。另脊柱侧弯的形成也与患者日常不良姿势造成的椎旁肌牵张力有关，临床上当我们发现患者颈胸段、胸腰段双侧肌性组织不对称时，应及时告知患者，在对筋骨平衡关系进行恢复的同时，也要注重不良姿势的纠正及相应的功能锻炼，严防任其发展。

病例 71

【**基本信息**】张某，女，41岁。

【**主诉**】颈肩部、腰背部疼痛2年，左下肢胀麻3个月。

【**现病史**】患者诉2年前无明显诱因出现颈肩部、腰背部疼痛，劳累后加重，周身酸胀，休息后缓解，未予系统治疗。3个月前症状加重，左下肢麻木，可牵扯至左足底，3个月前至今月经未至，为求进一步系统治疗，遂至我院就诊。刻诊：患者神志清，精神可，纳差，眠差。舌暗淡、苔白，脉弦细。

【**既往史**】无特殊。

【**专科查体**】颈椎、腰椎生理曲度变直，C4～C7棘突及双侧棘旁压痛，L3～S1棘突及双侧棘旁压痛，肩胛骨、腹部压痛明显。双侧"4"字试验（-）。直腿抬高试验：左侧50°，右侧（-）。

【**辅助检查**】

颈椎正侧位片：颈椎生理曲度尚可，颈椎失稳，部分椎体增生。

颈椎张口位片：寰枢关节失稳，符合颈椎病影像学表现，建议结合临床。

腰椎正侧位片：腰椎侧弯，腰椎曲度变大，部分椎体骨质增生硬化。

骨盆平片：双侧髋关节对位可，双侧髋臼发育不良，关节间隙未见明显狭窄。双侧骶髂关节对合关系可，关节间隙变窄。

【**诊断**】

西医诊断：①颈椎病；②腰痛。

中医诊断：伤筋，证属气滞血瘀。

【**治疗经过**】

初诊（2023年8月10日）：予颈椎错缝调整手法，腰椎手法复位。术毕，患者颈肩部及腰背部疼痛缓解，配合针刺天宗、肩井、肾俞、腰阳关

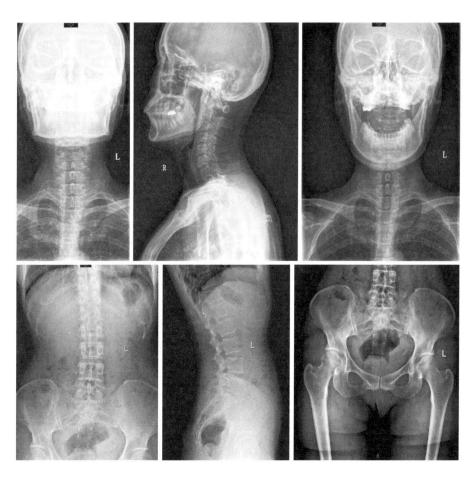

等穴位。四诊合参，辨证施治。患者诉经期腰部酸沉，近 3 个月月经未至，周身沉困作胀，晨起口干、口苦，夜寐差，二便正常，纳可，舌质暗红、苔薄，脉弦。辨证为肝肾亏虚，气滞血瘀，治以滋补肝肾、通经活络，予中药汤剂口服，方药如下：

　　熟地黄 30g　川芎 15g　炒白术 24g　甘草 9g　白芍 15g

　　茯苓 24g　莪术 30g　桂枝 15g　山楂 15g　神曲 15g

　　赤芍 15g　木香 15g　砂仁 6g　地龙 9g

　　3 剂，水煎服，日 1 剂，早、晚分服。

　　二诊（2023 年 8 月 16 日）：患者诉颈肩腰背部疼痛有所改善。纳、眠改善，月经来潮，仍不耐久行久坐，左下肢麻木消失，劳累后仍有不适。

予双手交叉抱头调整胸椎错缝，其余手法、针刺操作同初诊。四诊合参，辨证施治。舌质暗红、苔薄，脉弦，辨证为气滞血瘀，治宜舒筋通络、活血化瘀，方药如下：

柴胡 24g　茯苓 15g　炒白术 18g　甘草 6g　当归 12g
防己 10g　薄荷 9g　白芍 15g　生姜 6g　陈皮 15g
黄芩 15g　川芎 15g　熟地黄 15g　葛根 15g

5 剂，水煎服，日 1 剂，早、晚分服。

三诊（2023 年 8 月 30 日）：患者诉劳累后周身酸痛较前明显缓解，坐站后腰背部疼痛减轻，查体颈肩、腰背压痛减轻，予颈椎寰枢关节错缝调整、胸椎错缝调整。嘱继续功能锻炼。继服上方 7 剂，以巩固疗效。指导患者适当行颈部、腰部及下肢功能锻炼。

【按语】长期伏案、久站、弯腰等不正确的姿势在改变脊柱生理曲度及序列的同时会影响肢体力线、结构。肩胛骨为上肢与躯干的枢纽，颈胸椎关节错缝，日久累及肩胛骨移位，进而出现肩关节多处压痛，活动时酸楚不适。同理，臀部、髋部为下肢带骨，腰背部筋滞骨错亦致臀部、大腿疼痛酸楚。因此治疗时当以骨为先，筋骨并重，调整脊柱，纠正筋骨错缝，改善脊柱灵活性、活动度后肢体牵扯疼痛逐渐缓解。辅以中药汤剂内服，注重整体调理。

第七章

骶尾臀部疼痛

病例 72

【**基本信息**】宋某，女，21岁，学生。

【**主诉**】骶尾骨间断疼痛半年。

【**现病史**】患者诉于半年前无明显诱因出现骶尾骨间断疼痛，睡硬板床30分钟后开始出现疼痛症状，贴敷膏药后症状好转，后上述症状持续反复，现为求系统诊治，遂来我院门诊就诊。

【**既往史**】无特殊。

【**专科查体**】骶尾部压痛，L4、L5棘突上、棘突旁压痛明显，不伴有下肢放射痛。双侧直腿抬高试验、加强试验（–），双侧"4"字试验（弱阳性）。颈肩部肌肉处触之僵硬，生理曲度消失，颈部上段压痛明显，肩胛骨内侧缘上段压痛明显。双侧椎间孔挤压试验（–），双侧臂丛神经牵拉试验（–）。

【**辅助检查**】

颈椎正侧位、张口位片：颈椎序列可，曲度变直，椎体大体形态及密度可。C4～C7椎间隙变窄。寰枢关节失稳。两侧寰枢关节间隙不等宽，左窄右宽。胸椎棘突偏歪、椎体旋转。

腰椎正侧位片：L4/L5椎间隙狭窄。双侧髂骨面骨质硬化。

骨盆平片：双侧骶髂关节对位可，关节间隙稍狭窄，关节面毛糙、硬化，关节面下可见斑片状高密度影；双侧髋臼包容性欠佳，双侧髋关节对位可，关节间隙未见明显狭窄，双侧股骨头形态可。

尾椎侧位片：骶尾椎序列规整、形态可，椎体骨皮质未见明显中断及移位影。

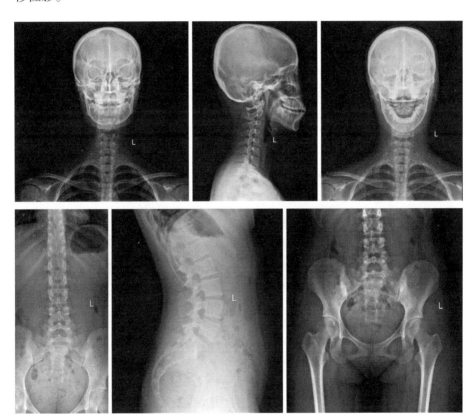

【诊断】

西医诊断：腰痛。

中医诊断：痹病，证属气滞血瘀。

【治疗经过】仰卧位调胸椎；坐位手法调颈椎。

【按语】患者骶尾部间断疼痛，在长时间卧硬板床时疼痛加重，首先考虑该患者的骶尾部疼痛是否由尾骨错位引起，故询问患者是否有臀部摔伤史，并给予尾椎 X 线检查是否存在尾骨脱位。患者否认臀部摔伤史，且经尾椎侧位 X 线片证实患者并无骶尾骨问题。由此排除骶尾骨局部问题，转变思路，经对脊柱的全面检查，发现颈椎存在一些压痛点，而颈椎的 X 线片也表明了颈椎的骨结构出现了问题。因此考虑患者为长期伏案学习的不良姿势造成的颈椎筋滞骨错，通过脊柱整体力学进行传导而造成了骶尾部的代偿，从而导致骶尾部间断疼痛。予患者颈椎、胸椎调整手法后，患者当即感觉疼痛症状明显减轻，嘱患者注意日常学习、生活中保持良好姿势。

此例所用方法为中医筋骨构架学中经典的下病上治法，辩证观念和整体观念是下病上治的基础指导理论，是中医学理论体系的基本特点，它指导我们用整体、全面、运动、联系的观点去认识疾病。在对筋与骨的关系的认知过程中，我们也应遵循辩证观念和整体观念。

病例 73

【基本信息】张某，女，43 岁。

【主诉】骶尾部疼痛 1 天。

【现病史】患者 1 天前不慎摔伤致骶尾部疼痛，伴活动受限，休息后症状缓解不明显，至某医院就诊，查平片示末节尾骨半脱位可能，为求进一步系统诊治，遂来我院就诊。刻诊：患者神志清，精神可，骶尾部疼痛，腰部酸痛，活动受限，纳可，眠一般，二便正常。舌质暗，脉弦细。

【既往史】无特殊。

【专科查体】骶尾部肿胀、压痛。

【辅助检查】

颈椎正侧位片：颈椎生理曲度反弓，颈椎失稳。

颈椎张口位片：寰枢关节双侧间隙不等宽，左宽右窄，寰枢关节缘可见台阶样改变。

腰椎正侧位片：腰椎侧弯，腰椎曲度变大，序列尚规整，部分椎体骨质增生硬化。

骨盆平片：双侧髋关节对位可，双侧髋臼发育不良，关节间隙未见明显狭窄，关节边缘骨质增生。双侧骶髂关节对合关系可，关节间隙变窄，关节面骨质硬化。

尾骨侧位片：末节尾骨半脱位可能。

骶尾椎DR：末节尾骨半脱位可能。

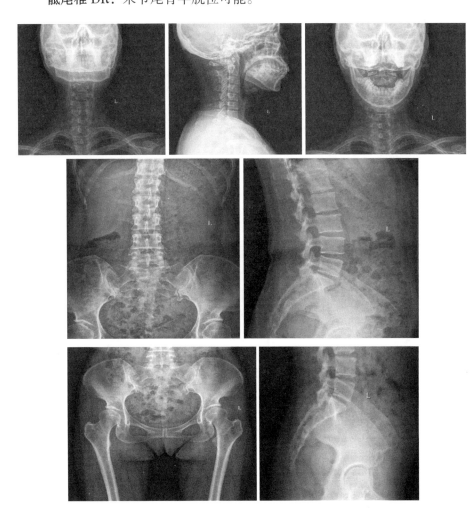

【诊断】

西医诊断：尾骨骨折。

中医诊断：痹病，证属气滞血瘀。

【治疗经过】予尾骨复位（患者取左侧卧位，屈髋屈膝，使双膝部紧贴胸腹部，术者双手戴一次性PVC手套，左手固定尾椎，右手食指涂抹液状石蜡后旋转进入患者肛门内，此间配合患者呼吸。进入肛门后先在前后方向对尾椎进行手法推移，松解过程嘱患者屈伸双下肢），术后骶尾部疼痛明显减轻；再予以颈椎、胸椎手法调整，骶尾部、腰部疼痛进一步缓解。嘱患者勿久坐。

【按语】骶椎由 5 个融合的骶骨椎体形成，属于骨盆的一部分。中医认为骨为五体之一，是身体的重要支撑结构。患者外部应力损伤史明确，外伤导致尾骨关节错位，进而引起尾骨稳定性失衡导致疼痛。治疗上予以尾骨复位，术后骶尾部疼痛明显减轻，又从整体观考虑，通过对颈椎－胸椎的手法处理，进一步治疗；需注意尾骨复位后可能再次错位，则需二次复位。

病例 74

【基本信息】姬某，女，53 岁，职员。

【主诉】腰骶部疼痛 5 年余，加重 1 年。

【现病史】患者自诉 5 年前劳累后出现腰骶部疼痛，左侧较重，休息后未见明显缓解，后至当地诊所行按摩、中药外敷、艾灸、膏药贴敷后症状改善，之后症状反复，未行系统治疗。1 年前腰骶部疼痛加重，伴双下肢憋胀酸沉不适，右侧较重。今为求进一步系统治疗，遂来我院就诊，门诊检查后以"骶髂关节炎"为诊断收治我科。患者步行入病房，发病以来，神志清，精神差，腰骶部疼痛，下蹲受限，弯腰症状即可加重，下蹲及长时间弯腰自觉大便欲出，纳、眠可，小便正常。

【既往史】无特殊。

【专科查体】腰椎生理曲度变大，腰部肌肉触之僵硬。L4/L5、L5/S1 棘突旁压痛、叩击痛明显，右侧严重。右骶髂部压痛明显，未向双侧臀部、双下肢放射。屈腰试验（＋）、垫胸垫腹试验（＋）、咳嗽试验（－）、左腹股沟压痛试验（＋），双"4"字试验（＋），右侧直腿抬高试验 70°（＋）、加强试验（＋），左侧直腿抬高试验 75°（－）。双下肢小腿膝关节以下外侧至足面感觉酸沉无力，右足蹬趾背伸肌肌力 4 级，跖屈肌肌力 4 级；左足背伸肌肌力 5 级，跖屈肌肌力 5 级。右侧膝腱、跟腱反射稍减弱，左侧膝腱、跟腱反射正常，病理反射未引出，四肢末梢血循环正常。

【辅助检查】

CT：双侧骶髂关节对合关系可，关节间隙变窄，关节面骨质硬化。

【诊断】

西医诊断：骶髂关节炎。

中医诊断：腰痛病，证属气滞血瘀。

【治疗经过】

1. 中药熏洗治疗：将煎煮好的中药倒入中药熏洗床的加热容器中，患者平卧，将腰部置于加热容器上，用中药热气熏蒸腰部，每日 2 次，每次 30 分钟，治疗 15 天。中药熏洗采用软伤外洗药。该方法具有舒筋通络、活血化瘀、祛风除湿之功，对缓解腰部肌紧张，促进炎性渗出吸收，缓解疼痛具有较好的作用。

2. 温针灸：皮肤常规消毒，取阿是穴、关元俞、小肠俞、膀胱俞、中膂俞，选用 0.45mm×75mm 规格的毫针针刺，采用平补平泻手法后，在针柄上插入 2cm 艾炷并点燃，待艾条燃尽后起针（注意预防烫伤），每天 1 次，一个疗程共 15 天。

3. 手法整骨：若骶髂关节向后半脱位（髂后上棘下移、前错）。患者侧卧于治疗床上，下位下肢伸直略屈髋，上位下肢屈膝屈髋。术者以一手按患者肩部向前推，另一手掌根豌豆骨按于髂后下棘，两手协调用力将脊柱扭转至弹性限制位后，按肩部之手稳住躯干上部不动，按髂后下棘之手做一突发的扳动动作，用力方向指向患肢股骨纵轴，即可达到复位。若整复骶髂关节向前半脱位（髂后上棘上移、后错），则患者患肢应伸膝屈髋，扳压部位改为坐骨结节处。用力方向指向患者下颌与下侧肩关节连线的中点。在操作过程中，术者用自己的大腿固定患者屈髋之大腿，以使腘绳肌紧张，增加复位动力。

4. 物理治疗：TDP 烤灯，每日 1 次；针灸治疗取肾俞、大肠俞、关元俞、环跳、承山、委中、阿是穴，每日 1 次。连续治疗 1 周。

5. 膳食调养：以均衡膳食为基础。早期以清淡、易消化、高纤维素、富营养的半流质饮食为主；中后期适当进补高蛋白、维生素和钙磷含量较高的食物，如牛奶等。

6.功能疗法：腰部的各种功能锻炼，以防止粘连，并增强肌力，可做飞燕点水、仰卧架桥锻炼，15 个 / 次，每日 2 次；建议出院 2 周后进行游泳锻炼，每天游 20 分钟左右。

治疗后，患者腰骶部疼痛消失，病情好转，活动自如，生活及工作正常。

第八章

髋部疾患

病例 75

【基本信息】孙某，男，54岁。

【主诉】发现双侧股骨头坏死1年余。

【现病史】患者于1年前因腰、髋、膝关节疼痛不适，伴活动受限，至医院就诊，发现双侧股骨头坏死，后挂拐、口服药物（具体不详），腰、髋、膝关节疼痛未见缓解，遂来就诊。刻诊：患者神志清，精神差，纳可，眠差，二便可。舌质青，脉沉细。

【既往史】冠心病史，心脏支架术后（3次），余无特殊。

【专科查体】骨盆部对称，双髋部局部无红肿，皮温不高，双侧腹股沟中点压痛，大粗隆叩击痛，Allis征（−），双髋"4"字试验（＋）。髋关节活动范围受限：右侧髋关节伸10°，屈100°，外展20°，内收10°，内旋10°，外旋30°；左侧髋关节伸10°，屈110°，外展20°，内收10°，内旋10°，外旋30°。双下肢末梢血循环、感觉、运动可。四肢肌力、肌张力未见明显异常。

【诊断】

西医诊断：双侧股骨头坏死。

中医诊断：骨蚀，证属寒湿痹阻。

【治疗经过】

初诊（2023 年 9 月 8 日）：中医四诊合参，辨证施治，证属寒湿痹阻，以"活血化瘀、通经活络、温经止痛"为治则，予以中药汤剂口服，方药如下：

枳实 10g　薤白 15g　桂枝 10g　麻黄 6g　鹿角胶 10g

肉桂 3g　炙甘草 10g　熟地黄 15g　当归 15g　炒芥子 10g

生姜 5g　醋乳香 10g　醋没药 10g　丹参 15g

5 剂，水煎服，日 1 剂，早、晚分服。

嘱患者继续拄双拐，患肢避免负重行走，适度进行髋关节周围肌肉锻炼。

【按语】 平乐正骨"筋滞骨错"理论强调慢性筋骨病的治疗当重视脏腑辨证、内外兼治，股骨头坏死的中药治疗效果优异。对该患者辨证施治，予活络效灵丹、阳和汤合枳实薤白桂枝汤加减。方中用活络效灵丹以活血通络止痛（当归、丹参、乳香、没药均为活血之品，但祛瘀而不伤血）。患者"双髋部局部无红肿，皮温不高"，考虑阴寒为病（阴寒为病，故局部肿势弥漫，皮色不变，酸痛无热），故用阳和汤加减。阳和汤可宣化寒凝而通经脉，补养精血而扶阳气，使筋骨、肌肉、血脉、皮里膜外之阴邪，皆得尽去。患者既往有冠心病史，且为心脏支架术后，病机为"阳微阴弦"，予以枳实薤白桂枝汤，主治胸痹心痛而气结较甚，且髋关节痛也考虑阴寒为病。患者纳可，中焦气机升降可，故去厚朴；瓜蒌苦寒，而病理因素也为阴寒，故亦去之。

方解：方中重用熟地黄滋补阴血，填精益髓，此为"阴中求阳"之法，使阳气化生有充足的物质基础；配伍鹿角胶，补肾助阳，强壮筋骨，两药合用，养血助阳，以治其本。寒凝湿滞，非温通而不足以化，故用肉桂温通血脉，以治其标。用少量麻黄，开腠理，以宣散体表之寒凝；用白芥子祛痰除湿，宣通气血，可除皮里膜外之痰，两药合用，既宣通气血，又令熟地黄、鹿角胶补而不滞。甘草解毒、调和诸药。综观全方，补阴药与温阳药合用，辛散药与滋补药配伍，使寒湿得宣而不伤正，精血得充而不恋邪，再加入醋乳香、醋没药和丹参，增强活血止痛、消肿通经的作用。

病例 76

【基本信息】闫某，男，37 岁。

【主诉】右侧髋部僵硬疼痛伴活动受限 1 周。

【现病史】患者 1 周前无明显诱因出现右侧髋部僵硬疼痛伴活动受限，久行及久站后症状加重，经休息后未见明显缓解，今为求系统保守治疗，遂来就诊。刻诊：患者神志清，精神可，平素嗜酒，饮食可，睡眠一般。舌质淡、苔薄，脉弦涩。

【既往史】无特殊。

【专科查体】双髋关节对称，外形无明显异常，右髋关节周缘压痛、叩击痛，以右髋关节前缘及外后缘压痛、叩击痛明显。髋关节活动度受限，屈曲约 90°，后伸约 10°，内收约 20°，外展约 20°，内外旋约 15°。右髋关节 "4" 字试验（＋），下肢直腿抬高试验（－）。双下肢肤色、血循环及感觉无明显异常，双下肢肌力及容量尚好，生理反射存在，病理反射未引出。

【辅助检查】骨盆正位、蛙式位片：双侧髋关节对位可，关节间隙明显变窄，双侧股骨头欠光滑，密度不均匀，可见关节面下囊性变。双髋关节边缘骨质增生。双侧骶髂关节间隙变窄，关节面骨质硬化。

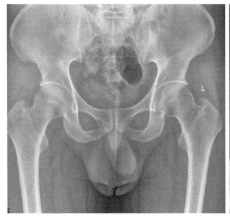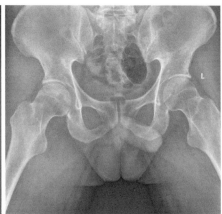

【诊断】

西医诊断：股骨头缺血性坏死。

中医诊断：筋骨病，证属气滞血瘀。

【诊疗经过】患者 2023 年 6 月 16 日入院后给予髋关节活关法、摇法、屈伸法、内收外展法，增加关节活动度，滑利关节；予拔伸法，增大关节间隙，减轻关节内压力，有利于关节内供血；后行髋关节四周肌肉抗阻训练，增强关节稳定性。术毕，患者诉症状缓解。

2023 年 6 月 25 日诉症状缓解，其间常规治疗未见明显反复，治疗方案不变，继续给予上述方案，嘱患者主动进行不负重功能锻炼，避免负重劳累、爬山、爬楼梯、久蹲等，注意防寒保暖；嘱其下地配合拄拐 3~6 个月，减轻负重，避免对髋关节内部的压力刺激，使其软组织损伤的炎症、骨髓水肿有恢复的空间，促进骨坏死恢复。术毕，症状进一步减轻，查体压痛减轻。

2023 年 7 月 7 日，患者诉症状基本缓解，继续给予上述方案。随后患者出院。

上述正骨复位共 3 次，其间分别给予牵引、中药熏洗、热敷等松筋养筋骨治疗，配合口服院内补气血、强筋骨类制剂，内外兼治、筋骨并重。出院后下地配合拄拐 3~6 个月，减轻对髋关节的负重，加强髋关节及核心肌功能锻炼，强化肌肉力量，达到筋骨平衡。

【按语】中医构架学强调整体观，认为人体是一个有机整体，构成人体的各个组成部分，在结构上不可分割，在功能上相互协调、相互作用，在病理上相互影响；而脊柱作为一个整体，下肢力线的改变，可上传至骨盆—腰椎，反之亦可。筋骨的时空观认为，在不同的节段、不同的时间节点筋骨的生理状态发生了病理变化，筋骨自身与其周围的结构、筋骨局部与整体结构也会发生变化。筋骨时空观亦强调辨证论治，即在临床诊疗实践过程中，针对不同的疾病，应当辨明疾病所处的时间节点、病位所处的位置，以及疾病根本的问题所在。在此思维方法指导下，形成了腰、骨盆、下肢同治和髋、膝、踝同治等临床治疗方法。"以骨为先"亦重视在日常防护过程中，首先纠正机体不良的姿态，因为骨是机体姿态表现形式的基础，筋的状态是随着骨的改变而改变。同时高度重视下肢及腰腹核心肌力功能锻炼，提高腰腹肌和腿部肌群的力量，使腰、膝、整体的筋骨恢复并维持新的平衡状态。需要强调的是，正骨手法不是万能的，一味追求解剖复位，更多时候也无法做到解剖复位、一次性完全解除病症，而是通过正骨手法的干预使机体向正常的方向引导，缓解、消除临床症状即达到目的，这离不开医患之间充分的信任、良好的合作。

病例 77

【基本信息】张某，女，61 岁。

【主诉】右髋关节疼痛 2 个月，时轻时重，劳累后症状加重。

【现病史】患者平时在农村劳动，2 个月前逐渐感觉右髋关节疼痛，活动影响不大，时轻时重，受凉后发胀不适，劳累后症状会明显加重，休息后可缓解。平时感觉腰部沉胀不适，劳累后症状明显。近 2 个月来，右侧臀部及大腿前侧酸胀不适，症状时轻时重。自行贴膏药，服药后症状可稍缓解。今为求进一步诊断治疗，来我院就诊，门诊以"髋关节病"为诊断收入我科。

【既往史】无特殊。

【专科查体】腰部肌肉僵硬，右侧明显压痛，叩击痛不明显。右臀部及髋关节周围散在压痛点。右侧"4"字试验（+），左侧"4"字试验（−）。双下肢直腿抬高试验（+），加强试验（−）。双下肢肌力及皮肤感觉未见明显异常。

【辅助检查】

腰椎 DR：腰椎生理曲度存在，腰椎轻度侧弯，棘突偏歪，腰椎骨质增生。

髋关节 MRI：关节少量积液，股骨头及髋臼软骨未见明显异常，关节间隙未见异常。

【诊断】

西医诊断：①髋关节病；②腰痛病。

中医诊断：痹病，证属气滞血瘀。

【治疗经过】2023 年 5 月 3 日患者由门诊收入住院治疗，给予右髋关节针灸、理疗等对症治疗，右下肢皮肤牵引，腰部中药熏洗、针灸等治疗，减少负重行走。1 周后给予腰椎手法正骨复位，指导其进行髋关节功能锻炼。患者逐渐感觉活动时髋关节疼痛缓解，行走时疼痛减轻。继续对症治疗，腰椎骨盆正骨复位治疗，加强腰部及下肢肌肉关节功能锻炼。3 周后患者症状明显好转，出院。1 个月后复查，患者基本没有明显不适症状。

【按语】髋关节疼痛是临床常见症状，往往与过度劳累和损伤有关，临床诊疗时，首先要排除股骨头坏死等疾病，其次排除风湿病、痛风等相似症，之后再确保没有漏诊、误诊的情况下，按照软组织损伤疼痛进行治疗。腰神经后支损伤是临床慢性腰痛的常见原因，常常会影响腰臀部及大腿肌肉的正常功能，进而影响髋膝关节运动，出现轨迹异常，久之则会进一步引发关节软骨面及滑膜损伤，出现髋膝关节疼痛，活动不利。所以，日常在治疗髋膝关节疼痛病时，应当充分全面评估患者腰及下肢状况，对关节外相关部位存在的异常问题给予充分认识和解决，整体把握，做到整体与局部兼顾，才能在有效控制局部病症的同时，从根源上彻底消除损伤疼痛，从而达到有效治愈、减少复发的目的。

第九章

肘部疾患

病例 78

【基本信息】张某，男，45 岁。

【主诉】右肘关节疼痛活动受限 1 周。

【现病史】患者 1 个月前无明显诱因出现右肘关节疼痛，痛感剧烈，影响睡眠。自行口服止痛药物，未见明显缓解。今为求明确诊断及治疗，前来我院就诊。门诊诊查后予"右肱骨外上髁炎"诊断，并以此诊断为患者办理住院手续。刻诊：患者发病以来饮食可，睡眠可，二便可。舌质红、苔白，脉数。

【既往史】无特殊。

【专科查体】颈部外观无明显畸形。触诊颈椎生理曲度变直，颈夹肌触之僵硬，C5/C6 棘突上明显压痛，无明显放射痛，其他棘突上无明显压痛及放射痛。双侧肩井穴处无明显压痛及放射痛。双侧肩胛提肌处明显压痛，无放射痛。颈部活动范围无明显受限。转头试验（−），叩顶试验（−），头部垂直挤压试验（−），双侧臂丛神经牵拉试验（−），双侧椎间孔挤压试验（−），背伸旋转试验（−）。双侧霍夫曼征（−）。双上肢腱反射正常，末梢血循环可，双侧上肢肌力、肌张力、深浅感觉正常。双侧下肢腱反射正常，未见病理征，二便正常。

【辅助检查】

右肘关节彩超：右侧肘部总伸肌腱肱骨外上髁附着端炎。

颈椎正侧位片：C5/C6、C6/C7 椎间盘病变可能。颈椎退行性变，C2、C3 椎体及附件分节不良。

颈椎张口位片：寰枢关节半脱位。

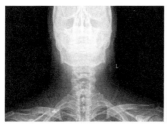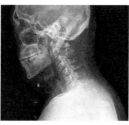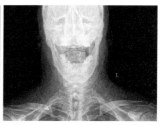

【诊断】

西医诊断：肱骨外上髁炎。

中医诊断：伤筋，证属气滞血瘀。

【治疗经过】入院后常规行针刺（取曲池、手三里、阳溪、合谷等穴位，每日 1 次，留针 30 分钟）、软伤外洗药热敷等治疗，1 周后疼痛减轻，患者随即要求出院，嘱其改良生活习惯，适当进行功能锻炼，为其办理出院手续。

【按语】患者为中年男性，因工作原因，作息不定，食饮不节，烟酒不断，形体耗伤。且颈部本有先天缺陷（C2、C3 椎体分节不良）。形体耗伤至一定程度，失去代偿能力，便发生病痛。据中医筋骨构架学理论之代偿原理，颈部患病，由肩代偿，继而至肘。平衡及代偿被打破后即产生疼痛，这是机体自我修复并发出警告的信号。

治疗本症，应抽丝剥茧，标本同治。既着眼于肘关节局部病痛，采取相应手段缓解症状，同时也要注意调整机体本身存在的筋骨失衡。最重要的是引导患者养成良好的作息及饮食习惯。本症患者就诊时虽痛苦万分，但病痛稍减，即将劝诫抛之脑后，此即扁鹊所言"轻身重财""衣食不能适"之谓也。先贤已将其归为"不治"者，吾亦爱莫能助，谨以此按为戒。

病例 79

【**基本信息**】吕某，女，36 岁。

【**主诉**】双侧肘部疼痛 1 年。

【**现病史**】患者自诉 1 年前无明显诱因出现双侧肘部疼痛，休息后未见明显缓解，劳累后疼痛加重，天气变化时疼痛加重。间断就近在当地医院、诊所进行小针刀、封闭、冲击波治疗，无明显缓解。现在为求进一步治疗，特来我院就诊，门诊诊查后给予"肱骨外上髁炎"诊断，并以此诊断收治我科。患者入院时神志清，精神可，步入病房。自发病之日起，饮食可，睡眠可，二便可。舌质淡、苔薄白，脉沉涩。

【**既往史**】分别在 2006 年、2014 年行剖宫产术，否认其他手术外伤史。

【**专科查体**】双侧肘关节无萎缩，双侧肱骨外上髁压痛，右侧腕部背侧按压痛。双侧肘关节活动良好，主动外展约 140°、后伸 15°、外旋 85°、内旋 85°，肘腕关节运动正常，双侧上肢末梢血循环、感觉正常。

【**辅助检查**】

肘关节正侧位 DR：正位可见肘关节对应关系正常，肱骨外髁外侧可见不规则骨化影，局部皮质毛糙；侧位可见肘关节散布较小高密度影，肱骨远端前侧可见皮质增生并边缘毛糙。

【**诊断**】

西医诊断：右侧肱骨外上髁炎。

中医诊断：筋伤，证属气滞血瘀。

【**治疗经过**】患者发病时间达 1 年之久，现症状表现为肘部酸楚，劳累后加重，已经为慢性劳损，治疗上可考虑采用养血、舒筋、止痛，内服加外用药物治疗。

1. 药物治疗：内服平乐正骨内部制剂养血止痛丸 6g，每日 2 次；外用软伤外洗一号加醋温洗，每日 1 次，每次 1 小时；舒筋活血祛痛膏外贴。

2. 手法治疗：采用前臂旋前牵引过伸法治疗，配合外揉展筋丹或外擦展筋酊。

3.辅助局部封闭治疗：在平乐伤科内服药物和外用药物基础上辅助应用局部痛点封闭疗法，每周 1 次，3~5 周为一个疗程。

4.膳食调养：以平衡膳食为基础，忌食辛辣厚腻之品，以清淡饮食为主，同时注意蛋白质等营养的补充。

5.功能疗法：无负重下腕关节被动活动锻炼（早、中、晚餐前及睡前），每日 4 次。

经保守治疗 8 周，患者症状完全消除，恢复日常生活。

【按语】本病系损伤后瘀血留滞，气血循行不畅，或陈伤瘀血未去，经络不通，伤筋日久，内伤气血，气血虚弱，血脉运行迟缓，不能润养四肢百骸，血不养筋所致。治疗宜活血化瘀、行气消肿、止痛。可以考虑行对症治疗，包括休息、冰敷、对症药物应用、康复锻炼等，保守治疗无效时可以考虑手术治疗。

第十章

腕 部 疾 患

病例 80

【**基本信息**】蔡某，女，44岁，家庭主妇。

【**主诉**】无诱因出现右腕部疼痛、功能障碍1周。

【**现病史**】患者1周前发现右腕部活动时疼痛，尺偏时明显，以桡骨茎突部疼痛严重，伴有局部红肿，未予特殊处理，今来我院就诊，门诊诊断为"右桡骨茎突狭窄性腱鞘炎"。刻诊：患者自发病以来神志清，精神不振，表情痛苦，饮食、二便正常。

【**既往史**】无特殊。

【**专科查体**】右腕部桡侧皮肤稍肿胀，桡骨茎突处压痛明显，腕关节尺偏时疼痛加剧，握拳试验（Finkel-Stein征）阳性，桡动脉搏动及1~5指末梢血循环、感觉、运动均正常。

【**辅助检查**】

右腕部彩超检查：桡骨茎突狭窄性腱鞘炎。

【**诊断**】

西医诊断：右桡骨茎突狭窄性腱鞘炎。

中医诊断：痹病，筋脉受损，证属血瘀气滞。

【**治疗经过**】

1.按摩手法：先用拇指在患者桡骨茎突处轻轻按摩，至局部皮肤发热为度；再用一只手握患者手部，另一手握患者前臂，将患者腕关节缓慢掌屈、背伸、桡偏、尺偏数次，以达到舒筋活络、松解粘连的目的。接着再反复用大拇指用力揉按患者合谷、手三里及阳溪穴以疏通经脉。

2. 中药外洗：取软伤外洗一号熏洗患处，每次 30 分钟，每日熏洗 2 次。每次熏洗后用平乐展筋酊或七珠展筋散涂抹患处，并按揉至局部皮肤发热为度。

3. 平乐正骨辨证施治：本病多为血瘀气滞型，治宜活血化瘀、舒筋、通经止痛。药物应用桃红四物汤加威灵仙 10g、桂枝 6g、川羌活 10g，5 剂，每日 1 剂，水煎后分 2 次服用。

4. 膳食调养：饮食清淡，忌辛辣刺激食物。

5. 功能疗法：每日行腕部及拇指屈伸活动，直至好转。

治疗后患者腕部疼痛感消失，局部肿胀消退。

病例 81

【基本信息】陈某，女，47 岁，家庭主妇。

【主诉】右腕部及右侧拇指疼痛 12 天。

【现病史】患者自诉 12 天前无明显诱因出现右腕部及右侧拇指部疼痛，经休息后未见明显缓解，劳累后疼痛加重。无治疗史，现在为求治疗，特来我院就诊，门诊诊查后给予"腕管综合征"诊断，并以此诊断收治我科。入院时患者神志清，精神可，步入病房。自发病之日起，饮食可，睡眠可，二便可。舌质淡、苔薄白，脉沉涩。

【既往史】无特殊。

【专科查体】右腕部及右侧第一掌指部压痛、叩击痛明显，活动度正常，无病理征。

【辅助检查】

上肢肌电图：右侧正中神经在腕管处卡压，神经传导速度较健侧减慢。

【诊断】

西医诊断：腕管综合征（右侧）。

中医诊断：痹病，筋脉受损，证属气滞血瘀。

【治疗经过】

1. 理筋手法：先在外关、阳溪、鱼际、合谷、劳宫及痛点等穴位处，施以按压、揉摩手法；然后将患手轻度拔伸，缓缓旋转、屈伸腕关节数次；术者左手握于患手腕上，右手拇、食指捏住患手拇、食、中、环指远节，向远心端迅速拔伸，以发生弹响为佳。以上手法每日1次，局部不宜过重过多施用手法，以减小腕管内压。

2. 中药熏洗：理筋手法后给予软伤外洗一号熏洗，每日2次，每次30分钟。连续治疗2周。

3. 膳食调养：饮食清淡，忌辛辣刺激食物。

4. 功能疗法：练习手指、腕关节的屈伸及前臂的旋转活动，防止失用性肌萎缩和粘连。

腕手部麻木、疼痛感症状消失，恢复对指对掌功能。

第十一章

膝痛病

病例 82

【基本信息】弋某，男，45岁。

【主诉】双膝关节疼痛半年余。

【现病史】患者于半年前劳累后出现双膝关节疼痛，自行膏药贴敷，效果欠佳，遂来就诊。刻诊：患者神志清，精神差，双膝关节疼痛、肿胀，左侧尤甚，伴双足跟、臀部（左侧重）疼痛。晨起乏力，纳一般，眠差，二便可。舌淡、苔白滑，脉沉细。

【既往史】右膝关节镜术后5年余；焦虑病史，口服抗焦虑药物（具体不详）。

【专科查体】左膝关节疼痛、压痛明显，轻微肿胀，活动度受限：左侧膝关节活动度30°～90°（中立位度法），右侧膝关节活动度10°～60°（中立位度法）。右侧浮髌试验（−），左侧浮髌试验（＋），抽屉试验（−），左膝内外侧副韧带挤压试验（＋），右膝内外侧副韧带挤压试验（＋），左膝内外侧半月板研磨试验弱阳性，右膝内外侧半月板研磨试验（＋），髌阵挛（−）。腰部肌肉紧张、僵硬，两侧肌肉不均衡，腰椎棘突上、棘突间、棘旁有轻微压痛、叩击痛。腰椎活动稍受限：前屈70°，后伸15°，左侧屈20°，右侧屈30°。直腿抬高试验：左侧60°（＋），右侧45°（−）；加强试验：左侧（＋），右侧（＋）。左侧"4"字试验（＋），右侧"4"字试验（＋）。

【辅助检查】

颈椎正侧位片： 颈椎生理曲度变直，序列尚可，C5/C6椎间隙稍变窄，椎体缘骨质增生变尖。

颈椎张口位片： 两侧寰枢关节间隙欠对称，左窄右宽，右侧寰枢关节间隙狭窄。

腰椎正侧位片： 腰椎生理曲度变直，序列可，部分椎体边缘骨质增生变尖，椎间隙变窄，椎体面可见结节状凹陷。

骨盆平片： 双侧髋关节对应关系可，关节间隙略窄，双侧髋臼缘骨质稍增生变尖，关节面硬化。双侧股骨头形态、密度尚可，股骨头颈部骨皮质稍欠光整，右侧股骨颈可见类圆形异常密度影，考虑滑囊疝窝。双侧骶髂关节对应关系可，关节间隙稍窄，关节面硬化。

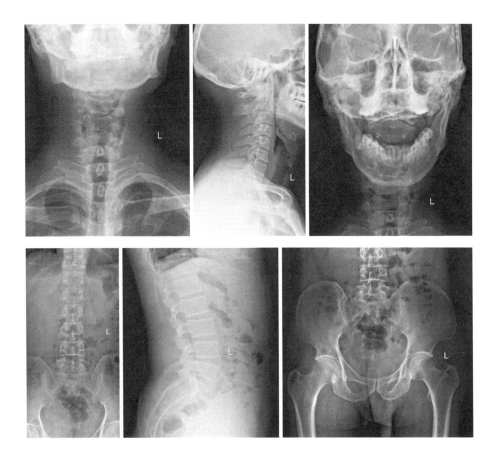

【诊断】

西医诊断：膝关节骨性关节炎。

中医诊断：膝关节痛，证属脾肾阳虚。

【治疗经过】

初诊（2023 年 8 月 14 日）：予颈椎手法调整（治疗后膝关节、足跟及臀部疼痛明显减轻）。中医四诊合参，辨证施治，证属脾肾阳虚，治以"健脾益气，温肾助阳"，予以中药汤剂口服，方药如下：

当归 15g　白芍 15g　北柴胡 10g　醋郁金 10g　茯苓 15g

白术 15g　党参 10g　炙甘草 10g　桂枝 10g　生姜 6g

大枣 12g　葛根 20g　牛膝 6g　炒火麻仁 10g

7 剂，水煎服，日 1 剂，早、晚分服。

二诊（2023 年 8 月 21 日）：膝关节疼痛较前明显缓解，久行、久站、劳累后加重；双膝、足跟、臀部疼痛明显改善，仍有晨起乏力。予颈椎手法调整（治疗后膝关节疼痛明显减轻）。中医四诊合参，上方白术改为 30g，余不变，剂量及用法同上。

三诊（2023 年 8 月 28 日）：双膝、足跟、臀部疼痛明显改善，晨起乏力有所好转。予手法调颈椎。方药及其剂量、用法同二诊。

【按语】患者男性，右膝关节镜术后 5 年余，术后症状改善不明显，右膝关节疼痛仍在，说明病因不在膝。治病求本，人体是一个有机整体，要以人体为构架，注重整体观念。患者在体格检查和影像学表现为颈椎错位。初诊予坐位调颈椎，术后膝关节、足跟、臀部疼痛明显减轻，予中药健脾益气、温肾助阳，调理术后亏虚。二诊患者双膝、足跟、臀部疼痛明显改善，仍有晨起乏力，予坐位调颈椎术，中药原方加大白术用量健脾益气，培土治水。三诊患者双膝、足跟、臀部疼痛明显改善，晨起乏力有所好转，予颈椎手法，中药方同二诊，顾护脾胃之气。中医构架学非常注重整体观念，在膝关节疾病的诊断中，既要检查膝关节局部的状况，又要从整体的角度出发，诊查颈、腰、髋、膝的情况；在膝关节疾病的治疗中，往往不治膝，或不仅仅治膝，结合临床情况，辨证论治，关键在于治病求本，明辨疾病所处的时间节点及位置，以及疾病问题的根本所在。

病例 83

【**基本信息**】孙某，女，57 岁。

【**主诉**】左膝关节肿胀疼痛 2 年余，加重 1 年。

【**现病史**】患者于 2 年前摔伤后出现左膝关节肿胀疼痛，劳累后加重，自行艾灸、膏药等治疗，疗效一般。1 年前疼痛加剧伴活动受限，且腰部间断性疼痛，影响日常生活及工作，遂来就诊。刻诊：患者神志清，精神差，左膝关节疼痛、肿胀，纳差，眠差，二便可。舌暗，脉沉细。

【**既往史**】冠心病史 10 年余，长期服用阿司匹林（剂量不详）。

【**专科查体**】左膝关节疼痛、压痛明显，肿胀较重，活动度受限：左侧膝关节活动度 30°~90°（中立位度法），右侧膝关节活动度 10°~130°（中立位度法），双侧浮髌试验（－），抽屉试验（－），左膝内外侧副韧带挤压试验（＋），右膝内外侧副韧带挤压试验（－），左膝内外侧半月板研磨试验弱阳性，右膝内外侧半月板研磨试验（－），髌阵挛（－）。腰部肌肉紧张、僵硬，两侧肌肉不均衡，腰椎棘突上、棘突间、棘旁有轻微压痛、叩击痛。腰椎活动稍受限：前屈 70°，后伸 15°，左侧屈 20°，右侧屈 30°。直腿抬高试验：左侧 45°（＋），右侧 70°（－）；加强试验：左侧（＋），右侧（－）。左侧 "4" 字试验弱阳性，右侧 "4" 字试验（－）。俯卧位时右足高。

【**辅助检查**】

颈椎正侧位片：颈椎生理曲度变直，序列尚可。C4/C5 及 C5/C6 椎间隙变窄，椎体缘骨质增生变尖。项韧带条状高密度影。

颈椎张口位片：两侧寰枢关节间隙欠对称，左窄右宽。

腰椎正侧位片：腰椎稍侧弯，曲度存在，序列可，诸椎体缘骨质增生变尖，L5/S1 椎间隙狭窄。

骨盆平片：双侧骶髂关节及双侧髋关节对应关系可，关节间隙狭窄，关节面硬化，关节缘骨质变尖，双侧股骨头形态及密度可，股骨头颈部骨质稍欠光整。

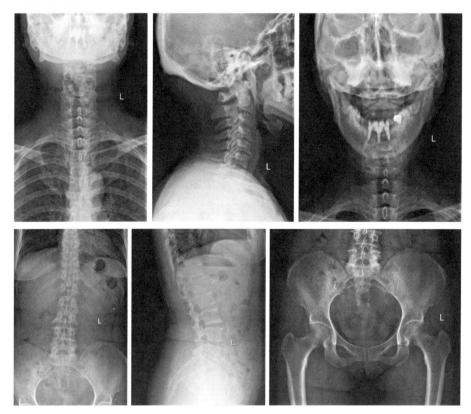

【诊断】

西医诊断：膝关节骨性关节炎。

中医诊断：痹病，证属气滞血瘀。

【治疗经过】

初诊（2023 年 9 月 11 日）：予胸椎、颈椎手法调整（膝关节不适明显减轻，出现颈部不适、转侧受限，左侧尤甚）；再予胸椎、颈椎手法调整，颈部不适缓解；中医四诊合参，辨证施治，予以中药汤剂口服，方药如下：

当归 15g　巴戟天 10g　茯苓 15g　白芍 15g　葛根 20g

川牛膝 6g　威灵仙 15g　伸筋草 15g　透骨草 20g　熟地黄 15g

5 剂，水煎服，日 1 剂，早、晚分服。

【按语】患者既往体健，因外伤致筋骨损伤，气血运行不畅，气滞血瘀，不通则痛；且年近六旬，肝肾渐亏，气血不足，筋骨失养，不荣则痛，发为本病。中医构架学强调整体观，脊柱作为一个整体，下肢力线的改变，可上传至骨盆—腰椎—胸椎—颈椎，反之亦可。筋骨时空观亦强调辨证论治，即在临床诊疗实践过程中，针对不同的疾病，应当辨明疾病所处的时间节点、病位所处的位置，以及疾病根本的问题所在。在此思维方法指导下，膝关节疾病的治疗往往不治膝，或不仅仅治膝，可通过整体治疗消除局部症状，或通过局部治疗解决整体状况，或整体与局部同治，结合临床情况，辨证论治；并遵循"以骨为先"的原则：先正骨、后理筋，骨正则筋柔。该患者病位不仅仅在膝，亦在上，予以颈椎、胸椎的手法治疗，疗效理想，并配合中药汤剂，整体调节。

病例 84

【基本信息】徐某，男，35 岁。

【主诉】左膝关节不适伴活动受限 2 天。

【现病史】患者于 2 天前爬山后出现左膝关节不适伴活动受限，休息后无明显缓解，遂来我院就诊。刻诊：患者神志清，精神尚可，二便正常，纳、眠可。舌淡、苔白，脉弦。

【既往史】无特殊。

【专科查体】左膝关节肿胀，左膝压痛明显，上下楼、下蹲等均有疼痛，左侧髌周压痛，左侧内外侧胫股关节面压痛明显。左侧髌骨研磨试验（＋），左侧内侧副韧带牵拉试验（＋），左侧外侧半月板挤压试验（＋）、膝关节研磨挤压试验（＋），麦氏征（＋）。左侧股四头肌肌力约 4 级，双侧膝跟腱反射正常，病理反射未引出。

【辅助检查】

颈椎侧位片：颈椎生理曲度变直，序列可，部分椎体缘骨质变尖，C4/C5、C5/C6 椎间隙稍窄；项韧带走行区见点片状钙化影。

颈椎张口位片：两侧寰枢关节间隙不等宽，右侧较窄，棘突未见明显偏移。

腰椎正侧位片：腰椎生理曲度变直，序列可，部分椎体边缘骨质增生变尖，L4/L5、L5/S1 椎间隙变窄。S1 椎弓未闭合，可见线状低密度影。

骨盆平片：双髋关节对应关系可，关节边缘骨质增生、硬化，双侧股骨头外缘骨质稍膨隆，密度均匀。

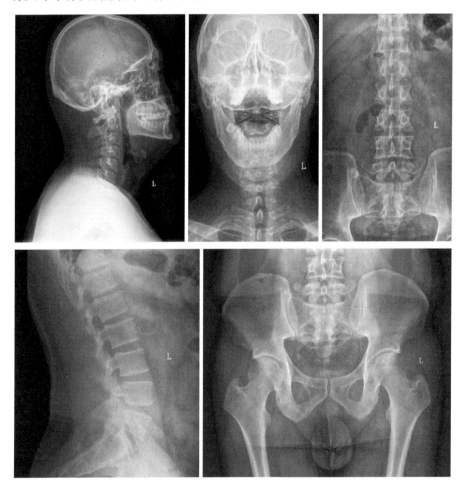

【诊断】

西医诊断：膝关节骨性关节炎。

中医诊断：痹病，证属气滞血瘀。

【治疗经过】

初诊（2023 年 7 月 24 日）：予腰椎、胸椎、颈椎手法调整（治疗后膝关节疼痛明显减轻）；嘱患者行腘绳肌拉伸锻炼。

二诊（2023 年 7 月 28 日）：膝关节疼痛较前明显缓解，久行、久站、劳累后加重；予颈椎手法调整（治疗后膝关节疼痛明显减轻）；继续行腘绳肌拉伸锻炼。

【按语】整体观念应贯彻于疾病诊疗的全过程，在膝关节疾病的诊断中，既要检查膝关节局部的状况，又要从整体的角度出发，诊查颈、腰、髋、膝的情况。依据该患者影像学检查及手法触诊，予以胸、腰、颈椎的手法调整，上述手法结束后，患者自觉疼痛减轻，故该患者疾病的根源不仅仅在膝，可能是机体上（颈椎）和下（胸、腰椎）在不同时间、空间上互相影响的最终结果，所以治疗应立足整体，以影像、体格检查和患者症状为依据，分清主次，颈、腰、膝同治。二诊时通过触诊，予以颈椎整复，进一步恢复、巩固机体的整体平衡，并嘱患者长期坚持"腘绳肌拉伸锻炼"，使腰、膝、整体的筋骨恢复并维持新的平衡状态。

病例 85

【基本信息】杨某，女，62 岁。

【主诉】左膝关节肿痛活动受限 2 个月。

【现病史】2 个月前患者无明显原因出现左膝关节肿痛伴活动受限，下蹲及上下楼梯困难，遇阴雨天症状加重，当地医院给予口服药物（具体用药不详）治疗，疗效欠佳。今为求进一步诊治，遂来就诊。发病以来，患者神志清，精神可，饮食及二便正常。舌质暗、苔薄，脉细弱。

【既往史】无特殊。

【专科查体】左膝关节肿胀，不红，皮温稍高，髌骨内外侧支持带压痛，髌骨研磨试验（+），浮髌试验（+）。关节间隙压痛，过伸过屈时疼痛。前后抽屉试验（–）。左膝关节活动度：伸展 5°，屈曲 120°；右膝关节活动度：伸展 5°，屈曲 130°。双侧膝腱反射存在，病理征未引出，双下肢胫后动脉、足背动脉可触及，双下肢末梢血循环可。

【辅助检查】

左膝关节负重正侧位片：左膝关节对位关系可，胫股、髌股关节间隙略狭窄，关节面硬化，髌骨下缘增生硬化。

腰椎正侧位片：腰椎侧弯，腰椎曲度变大，L5 椎体滑脱，部分椎体骨质增生硬化。

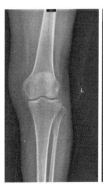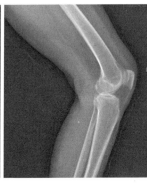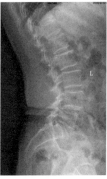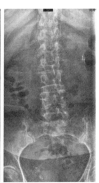

【诊断】

西医诊断：膝关节病。

中医诊断：痹病，证属肝肾亏虚。

【治疗经过】2023 年 4 月 11 日入院后给予膝关节活络法。膝关节为复杂性关节，分为胫股关节和髌骨关节，本患者以髌股关节受损症状为主，采用髌骨关节活络法，以髌骨为中心，双手拇指及其余四指分别持髌骨上下或左右两侧，沿"米"字方向推拉活动髌骨，每个方向推拉至极限，维持 5~10 秒，7 次为一组。然后行股四头肌抗阻训练，膝关节屈伸法、摇法，增加髌骨关节活动度及稳定性。术毕，患者诉症状缓解。

2023 年 4 月 20 日，患者诉症状反复，关节活动受限稍减轻，检查其腰椎有明显压痛，予左侧狮身人面法调整腰椎侧弯：嘱患者去枕俯卧，双腿并拢，双手环抱检查床；医者紧靠检查床站于患者左侧（腰腹部处），嘱患者头部贴在检查床上，胸部以上不动，腰部以下变为左侧卧屈髋屈膝位（右腿在下）。医者左手按住患者双踝，右手手指顶推患者异常椎体的棘突。指导患者体位摆放就绪后，嘱患者转头看向医者一侧，头部仍紧贴检查床，收紧腹部，发动腰腹肌力量向上抬腿，以对抗医者左手按压踝部向下施加的压力，坚持 5～10 秒，训练 3 组。调整 L4、L5 滑脱：患者站立于检查床头，双脚踩实地面，腹部下垫软枕，腰椎后伸，双手环抱检查床；医者立于患者身侧，一手掌根置于患椎的棘突下，另一手掌根放置于患者尾椎骨部位。嘱患者腹式呼吸，吸气时挺腹，当患者吸气至最大限度时，医者借助自身腰部的力量，置于患椎棘突下的掌根迅速向下垂直发力，感到手下有关节移位感即可。此手法通过收缩腹肌，增加腹内压，使前移的椎体复位。术毕，自觉膝关节疼痛明显减轻。

2023 年 4 月 29 日出院时患者诉症状基本缓解，给予二次髌骨关节、腰椎、骨盆整体调整筋骨，嘱其加强膝关节功能锻炼，佩戴腰围，加强核心肌力锻炼，稳定整体结构。

上述正骨复位共 3 次，其间分别给予牵引、中药熏洗、热敷等松筋养筋骨治疗，配合口服院内补气血、强筋骨类制剂，内外兼治、筋骨并重。出院后佩戴腰围支撑稳定结构，加强膝关节及核心肌功能锻炼，强化肌肉力量，达到筋骨平衡。

病例 86

【基本信息】宋某，女，65 岁。

【主诉】双膝关节间断性疼痛不适伴活动受限 4 年。

【现病史】患者 4 年前久行后出现双膝关节间断性疼痛不适伴活动受限，上下楼梯后症状加重，休息后未见明显缓解，今为求系统保守治疗，遂来就诊。患者神志清，精神可，由轮椅推入病房，发病以来，饮食可，睡眠可。舌质淡暗、苔薄白，脉弦涩。

【既往史】无特殊。

【专科查体】双膝关节肿胀明显，左膝压痛明显，上下楼、下蹲等均有疼痛，双侧髌周压痛，双侧髌骨研磨试验（＋），左侧明显。左侧内外侧胫股关节面压痛明显，左侧内侧副韧带牵拉试验（＋），左侧外侧半月板挤压试验（＋），膝关节研磨挤压试验（＋），麦氏征（＋）。左膝屈曲挛缩畸形，右侧活动范围正常，左侧股四头肌肌力约 4 级，双侧膝腱、跟腱反射正常，病理反射未引出。

【辅助检查】

双膝关节负重正侧位片： 双膝关节对位关系可，关节间隙略狭窄，关节面硬化，髁间嵴增生。

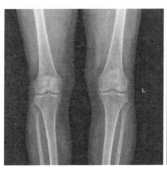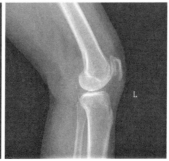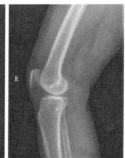

【诊断】

西医诊断： 双侧膝关节骨性关节病。

中医诊断： 痹病，证属气滞血瘀。

【治疗经过】 2023 年 8 月 16 日患者入院后给予膝关节活络法。本患者胫股关节、髌股关节受损症状都有，采用髌骨关节活络法，以髌骨为中心，双手拇指及其余四指分别持髌骨上下或左右两侧，沿"米"字方向推拉活动髌骨，每个方向推拉至极限，维持 5～10 秒，7 次为一组。然后行膝关节屈伸法、摇法、拔伸法，增加关节活动度；行股四头肌抗阻训练，增强关节稳定性。术毕，患者诉症状缓解。

2023 年 8 月 23 日，患者诉症状缓解，常规治疗期间未见明显反复，继续给予上述方案，嘱其进行主动不负重功能锻炼，避免负重劳累、爬山、爬楼梯、久蹲等，注意防寒保暖。佩戴护膝，减轻负重对膝关节内部软组织的压力刺激，使其损伤部位的炎症水肿有恢复的空间。术毕，症状进一步减轻，查体压痛减轻。

2023 年 9 月 1 日出院时，患者诉症状基本缓解，再次给予上述方案。

上述正骨复位共 3 次，其间分别给予牵引、中药熏洗、热敷等松筋养筋骨治疗，配合口服院内补气血、强筋骨类制剂，内外兼治、筋骨并重。出院后佩戴膝关节支具支撑稳定结构，加强膝关节及核心肌功能锻炼，强化肌肉力量，达到筋骨平衡。

病例 87

【基本信息】苏某，女，52 岁。

【主诉】左膝关节酸沉无力伴活动受限 5 年。

【现病史】患者 5 年前久做家务劳累后出现左膝关节酸沉无力伴活动受限，久行、久站后症状加重，经间断性针灸理疗，症状稍缓解，近日症状反复。今为求系统保守治疗，遂来就诊。患者神志清，精神可，步入病房，自发病之日起，饮食可，睡眠可。舌质淡、苔薄，脉细弱。

【既往史】无特殊。

【专科查体】左膝关节肿胀明显，左膝压痛明显，上下楼、下蹲等均有疼痛，左侧髌周压痛，双侧髌骨研磨试验（+），左侧明显；左侧内外侧胫股关节面压痛明显，左侧内侧副韧带牵拉试验（+），左侧外侧半月板挤压试验（+），膝关节研磨挤压试验（+），麦氏征（+）。左膝屈曲挛缩畸形，右侧活动范围正常，左侧股四头肌肌力约 4 级，双侧膝腱、跟腱反射正常，病理反射未引出。

【辅助检查】

双膝关节负重正侧位片：双膝关节内侧关节间隙稍狭窄，关节面略有硬化，双侧髌股关节面硬化。

【诊断】

西医诊断：膝关节病。

中医诊断：痹病，证属气血亏虚。

【诊疗经过】2023 年 7 月 22 日患者入院后给予膝关节活络法。本患者胫股关节、髌股关节受损症状都有，采用髌骨关节活络法，以髌骨为中心，双手拇指及其余四指分别持髌骨上下或左右两侧，沿"米"字方向推拉活

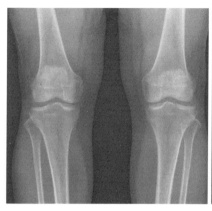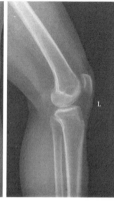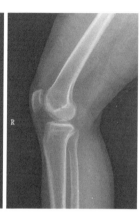

动髌骨，每个方向推拉至极限，维持 5 ~ 10 秒，7 次为一组。然后行膝关节关节屈伸法、摇法、拔伸法，增加关节活动度；行股四头肌抗阻训练，增强关节稳定性。术毕，患者诉症状缓解。

2023 年 7 月 29 日诉症状缓解，常规治疗期间未见明显反复，继续给予上述方案，嘱其主动不负重功能锻炼，避免负重劳累、爬山、爬楼梯、久蹲等，注意防寒保暖。佩戴护膝，减轻负重对膝关节内部软组织的压力刺激，使损伤部位的炎症水肿有恢复的空间。术毕，症状进一步减轻，查体压痛减轻。

2023 年 8 月 4 日出院时，患者诉症状基本缓解，再次给予上述方案。

上述正骨复位共 3 次，其间分别给予牵引、中药熏洗、热敷等松筋养筋骨治疗，配合口服院内补气血、强筋骨类制剂，内外兼治、筋骨并重。出院后佩戴膝关节支具支撑稳定结构，加强膝关节及核心肌功能锻炼，强化肌肉力量，达到筋骨平衡。

【按语】以上病例 85~87 患者均为下肢关节问题，中医构架学强调整体观，认为人体是一个有机整体，构成人体的各个组成部分，在结构上不可分割，在功能上相互协调、相互作用，在病理上相互影响；而脊柱作为一个整体，下肢力线的改变，可上传至骨盆—腰椎，反之亦可。筋骨时空观亦强调辨证论治，即在临床诊疗实践过程中，针对不同的疾病，应当辨明疾病所处的时间节点、病位所处的位置，以及疾病根本的问题所在。在此思维方法指导下，形成了腰骨盆下肢同治、髋膝踝同治等临床治疗方法。

膝关节疾病的治疗往往不治膝，或不仅仅治膝，可通过整体治疗消除局部症状，或通过局部治疗解决整体状况，或整体与局部同治，结合临床情况，辨证论治；并遵循"以骨为先"的原则：先正骨、后理筋，骨正则筋柔。故在病例85的治疗中，依据患者的影像学检查提示：腰椎侧弯（弯向左侧）、椎体旋转，予以左侧狮身人面手法，并腰椎滑脱给予复位，术毕，患者膝关节疼痛症状就明显减轻，故该患者的病位不只在膝，还得考虑腰本身的筋骨异常也会导致患者膝关节的力线发生改变，从而引起疼痛不适等症状。"以骨为先"亦重视在日常防护过程中，首先要纠正机体不良的姿态，因为骨是机体姿态表现形式的基础，筋的状态是随着骨的改变而改变。同时高度重视下肢及腰腹核心肌力功能锻炼，提高腰腹肌和腿部肌群的力量，使腰、膝、整体的筋骨恢复并维持新的平衡状态。需要强调的是，正骨手法的干预使机体向正常的方向引导，缓解、消除临床症状即达到目的，这离不开医患之间充分的信任、良好的合作。

病例 88

【**基本信息**】陈某，女，72岁。

【**主诉**】右膝关节疼痛不适2年，加重1个月。

【**现病史**】患者诉2年前无明显诱因出现右膝关节疼痛不适，行走时加重，休息后缓解。1个月前无明显诱因出现右膝关节疼痛加重，站立时即刺痛，不能行走，休息后稍缓解，在医院行右膝关节磁共振平扫检查结果示：右膝关节积液，右膝骨质增生，考虑右膝关节骨性关节炎；右膝内外侧半月板损伤或退行性变，右膝腘窝囊肿；右膝髌下脂肪垫损伤，右膝前交叉韧带、髌腱及外侧副韧带局部损伤。给予口服硫酸氨基葡萄糖、关节克痹丸、七叶皂苷钠片等药物治疗，症状缓解不明显。患者为求进一步系统保守治疗，至我院就诊，门诊以"膝关节病"为诊断收治入院。刻诊：患者神志清，精神可，在人搀扶下步入病房，饮食可，二便调。

【**既往史**】高血压病史8年，平素口服硝苯地平缓释片控制。

【专科查体】右膝部肿胀疼痛，膝关节外侧缘压痛明显，膝眼消失，外侧皮温稍高，左膝关节外上缘压痛，双膝关节活动度不受限。右膝髌上周径 39.5cm、髌中周径 36.3cm、髌下周径 34.4cm；左膝髌上周径 38.3cm、髌中周径 35cm、髌下周径 34cm。左侧膝关节活动度 10°~110°（中立位度法），右侧膝关节活动度 10°~110°（中立位度法）；右侧浮髌试验（＋），左侧浮髌试验（－）；双侧抽屉试验（－）；右膝外侧副韧带挤压试验（＋）、内侧副韧带挤压试验（－），右膝内侧半月板研磨试验（＋）、外侧半月板研磨试验（＋）；左膝外侧副韧带挤压试验（－）、内侧副韧带挤压试验（－），左膝内侧半月板研磨试验（－）、外侧半月板研磨试验（－）；髌阵挛（－）。双侧股四头肌肌力 3 级，右侧稍重；双膝关节屈曲肌力 4 级。双侧大腿前外侧皮肤感觉减弱，双下肢无异常发冷感觉。双下肢肌力 4 级。四肢反射基本正常，病理反射未引出。四肢末梢血循环、运动可。

【辅助检查】

右膝关节磁共振（外院）：结果见"现病史"。

双膝关节负重正侧位片：双膝内侧关节间隙明显狭窄，关节面硬化增生，双侧髁间嵴增生，双侧髌股关节面硬化狭窄，双髌骨上缘增生。

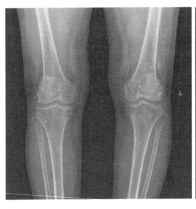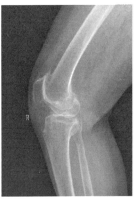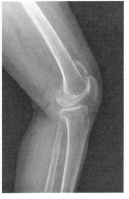

【诊断】

西医诊断：①膝关节骨性关节炎；②膝关节滑膜炎；③高血压病。

中医诊断：痹病，证属气滞血瘀。

【诊疗经过】入院给予膝关节局部治疗（中药熏洗、中药溻渍、射频电疗）。消肿后予膝五针针刺（血海、梁丘、鹤顶、阳陵泉、阴陵泉），每日1次。每日给予膝关节股四头肌、髌骨、患侧髂腰肌、内收肌、小腿三头肌松解，每日1次。口服养血止痛丸、特制接骨丸。连续治疗10天后患者出院，诉上下楼梯无疼痛表现。

【按语】膝关节骨性关节炎属退行性变，好发于老年、女性及重体力劳动者。病变后期可见膝关节畸形，夜间疼痛加重。一般传统医学将此病归类为痹病，其病因为本虚标实，本即肝肾亏虚，实即气滞血瘀。本例患者为老年女性，积劳成疾，又因频繁上下楼梯，出现膝关节局部疼痛，是典型的本虚标实之证。外用物理治疗，配合我院软伤外洗一号方；患者局部肿胀，乃局部气血不通，湿热阻痹，配合我院平乐滑膜炎方（其中含有黄柏、黄芩、苍术等），可达到清热利湿的目的；另口服养血止痛丸、特制接骨丸，益气养血、补益肝肾、强筋健骨。

患者平片示膝关节、膑股关节增生严重，双膝关节内翻畸形，因此采用膝五针平衡膝关节局部气血，另配合膝关节周围手法松解，能较好地改善膝关节活动度，改善膝关节平衡。

病例 89

【基本信息】王某，男，36岁。

【主诉】左膝关节间断疼痛半月余。

【现病史】患者诉半月余前劳累后出现左膝关节疼痛，伴活动受限，外用膏药后症状未见明显缓解，为求进一步系统诊治，遂至我院就诊，门诊诊查后以"膝关节痛"为诊断收治入院。刻诊：患者神志清，精神可，自发病以来，纳、眠可，二便正常。

【既往史】1年前有左膝关节扭伤史。

【专科查体】左膝部疼痛，膝关节周围压痛明显，左膝关节活动度稍受限，活动度为10°～100°（中立位度法）。左侧浮髌试验（－），抽屉试验（＋），内、外侧副韧带挤压试验（＋），左膝内侧半月板研磨试验（＋），外侧半月板研磨试验（－），髌阵挛（－）。

【辅助检查】

左膝关节正侧位片：左膝关节内侧关节间隙略狭窄，关节面硬化，髌股关节匹配度欠佳。

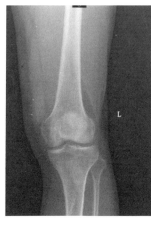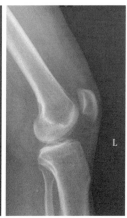

【诊断】

西医诊断：膝关节病。

中医诊断：痹病，证属气滞血瘀。

【治疗经过】2023年8月7日至2023年8月22日，患者于我院住院治疗，给予患者养血止痛丸、桃仁膝康丸口服；给予患者左膝关节牵引、手法、针灸、骨炎膏、中药硬膏治疗15天；给予膝关节正骨复位，患者诉左膝关节疼痛明显缓解。

2023年9月7日复诊，患者诉跑步后出现左膝关节疼痛，嘱其减少活动量，避免跑步、跳绳等运动，继续服用养血止痛丸、桃仁膝康丸。

【按语】患者1年前有膝关节扭伤病史，未充分康复，便从事正常工作及锻炼，导致左膝关节反复疼痛。半个月前劳累后左膝关节疼痛再次发作，给予患者局部手法放松及牵引等系统治疗，患者左膝关节疼痛明显改善，待膝关节肌肉韧带达到复位标准后，给予膝关节复位术及膝关节固定，患者病情减轻大半。后患者旧疾发作，给予局部系统治疗，患者病情明显缓解，建议患者配合系统治疗的同时，进行股四头肌功能锻炼，增加对膝关节的保护，避免膝关节疼痛反复发作。

病例 90

【基本信息】刘某，女，42 岁。

【主诉】左膝关节疼痛 1 年。

【现病史】患者平时爱好跑步，喜欢爬山，1 年前逐渐感觉双膝关节疼痛，活动影响不大，时轻时重。受凉后发胀不适。尤其是爬楼梯 10 层以上或者爬山后症状会明显加重，休息后可缓解。平时感觉腰部沉胀不适，尤其是久坐后症状明显。近几个月来，双侧臀部及大腿外侧酸胀不适，症状时轻时重。自行贴膏药、艾灸后症状可稍缓解。为求进一步诊断治疗，现来诊。

【既往史】无特殊。

【专科查体】双膝关节无明显肿胀，无内翻畸形，伸直、屈曲活动自如，无受限。膝关节无明显肿胀，内侧及周围散在压痛点。挺髌试验（＋），浮髌试验（－），膝关节研磨试验（－），膝关节内外翻试验（－），抽屉试验（－）。腰部双侧肌肉僵硬，关节突位置压痛，L3 横突部压痛，双侧臀部及大腿外侧压痛。双下肢直腿抬高试验（－）、加强试验（－）。双下肢肌力及皮肤感觉未见明显异常。

【辅助检查】

腰椎正侧位 DR：腰椎轻度侧弯，棘突偏歪，腰椎生理曲度存在，椎间隙未见明显变窄。

左膝关节 MRI：膝关节少量积液，半月板一度损伤，内外侧关节软骨正常，髌骨关节面轻度磨损，前后交叉韧带无明显异常。

【诊断】

西医诊断：①髌骨软化症；②腰痛病。

中医诊断：痹病，证属气滞血瘀。

【治疗经过】患者于 2023 年 6 月 3 日由门诊收入住院治疗，给予其左膝关节针灸、理疗等对症治疗，腰部中药熏洗、针灸等治疗，1 周后给予腰椎手法正骨复位，指导其进行膝关节功能锻炼。逐渐感觉活动时膝关节疼痛缓解，上楼时疼痛减轻。继续对症治疗，腰椎、骨盆正骨复位治疗，加强膝关节周围股四头肌力量锻炼。2周后患者症状明显好转出院。

1个月后复查，患者基本没有明显不适症状。

【按语】中医构架学特别注重将局部问题放到整体中去解决。腰椎损伤错位后会影响其周围的神经功能正常，进而影响相应支配肌肉功能异常。尤其是腰神经后支损伤是临床慢性腰痛的常见原因，常常会影响腰臀部及大腿肌肉正常功能，从而影响膝关节运动出现轨迹异常。久之则会进一步引发关节软骨面及滑膜损伤，出现膝关节疼痛，活动不利。如果治疗过程中仅仅处理膝关节滑膜炎症及软骨磨损局部问题，膝关节周围肌肉失衡状况得不到有效改善，则疼痛的根源难以消除，会导致膝关节疼痛反反复复，久治不愈。所以，日常在治疗膝关节疼痛病例时，应当充分全面评估患者腰及下肢状况，对关节外相关部位存在的异常问题给予充分认识和解决，整体把握，做到整体与局部兼顾，才能在有效控制局部病症的同时，从根源上彻底消除损伤疼痛，从而达到有效治愈，减少复发的目的。

病例 91

【基本信息】武某，男，47岁。

【主诉】右侧膝关节疼痛2年，加重3个月。

【现病史】患者平时爱好打篮球，喜欢运动，2年前曾经扭伤右侧膝关节，经休息治疗后症状缓解，后逐渐感觉双膝关节间断性疼痛，活动影响不大。平时感觉腰部沉胀不适，尤其是劳累后症状明显。近3个月来，右侧腰痛，臀部及大腿外侧酸胀不适，弯腰部分受限，症状时轻时重。自行贴膏药、口服药物后症状稍缓解。为求进一步诊断治疗，遂来诊。

【既往史】无特殊。

【专科查体】右侧膝关节无明显肿胀，无内翻畸形，伸直、屈曲活动无明显受限。膝关节内侧及周围散在压痛点。挺髌试验（+），浮髌试验（-），研磨试验（+），膝关节内外翻试验（-），抽屉试验（-）。腰部双侧肌肉僵硬，右侧为重，右侧棘突旁深压痛，右侧臀部及大腿外侧压痛。右下肢直腿抬高试验（＋）、加强试验（－）。右侧"4"字试验（＋）。双下肢肌力及皮肤感觉未见明显异常。

【辅助检查】

腰椎 DR：腰椎轻度侧弯，棘突偏歪，腰椎骨质增生，腰椎生理曲度存在，L4/L5 椎间隙明显变窄。

腰椎 MRI：L4/L5 椎间盘突出，偏右侧。

左膝关节 MRI：膝关节少量积液，半月板三度损伤，内侧关节软骨损伤，股骨内侧髁及内侧胫骨平台软骨下骨水肿，髌骨关节面磨损，前交叉韧带增粗，后交叉韧带无明显异常。

【诊断】

西医诊断：①膝关节骨性关节炎；②腰痛病。

中医诊断：痹病，证属气滞血瘀。

【治疗经过】2023 年 7 月 23 日患者由门诊收入住院治疗，给予其右侧膝关节中药熏洗、针灸、理疗等对症治疗，以及腰部牵引、中药熏洗、针灸等治疗。

1 周后给予腰椎手法正骨复位，指导其进行膝关节功能锻炼，患者逐渐感觉活动时腰臀部酸痛及右侧膝关节疼痛缓解。继续对症治疗，腰椎骨盆正骨复位治疗，加强膝关节周围股四头肌力量锻炼。

2 周后患者症状明显好转出院。

2 个月后复查，患者腰部基本无明显不适症状，右膝关节活动过多时仍有酸沉不适感，休息后可缓解。

【按语】腰部疼痛患者往往存在筋出槽、骨错缝损伤，腰椎间盘突出未见合并坐骨神经痛患者，往往病程较长，合并骨盆变形、骶髂关节错缝等问题，及时有效的治疗，对同时存在的下肢（如髋、膝）关节损伤恢复有重要意义。腰椎损伤错位后会影响其周围的神经功能，尤其是腰神经后支损伤是临床慢性腰痛的常见原因，常常会影响腰臀部及大腿肌肉正常功能，从而影响膝关节运动。同时，膝关节损伤疼痛日久同样会影响腰及下肢整体功能，二者需要兼顾处理，互相促进恢复。如果治疗过程中仅仅处理膝关节损伤局部问题，则腰及下肢力线难以恢复，则相应损伤疼痛组织难以有效康复。最终迁延日久，疼痛反反复复，久治不愈。所以，在治疗膝关节疼痛合并腰痛患者时，应当充分、全面评估患者腰及下肢关节状况，对关节外相关部位存在的异常问题给予充分认识和解决，整体把握，从而达到有效治愈、减少症状反复的目的。

第十二章

足踝疾患

病例 92

【基本信息】贾某，男，39 岁。

【主诉】右踝疼痛不适 1 个月，加重 1 周。

【现病史】患者于 1 个月前不慎扭伤致右踝，疼痛不适，休息后症状减轻；1 周前运动后加重，疼痛以右踝外侧、后侧尤甚，遂来就诊。刻诊：患者神志清，精神可，纳、眠可，二便调。面色红暗，舌质红、苔厚腻，脉涩。

【既往史】平素劳累、熬夜、饮酒后偶有"心悸、胸闷"不适，休息后可缓解，未予治疗，余无特殊。

【专科查体】右踝背屈 50°、跖屈 20°，踝部旋转活动稍受限，外踝外侧压痛明显；双下肢不等长，左下肢长。

【辅助检查】

颈椎正侧位片：颈椎生理曲度变直，序列可，部分椎体缘骨质变尖，C3/C4、C4/C5、C5/C6 椎间隙变窄。

颈椎张口位片：两侧寰枢关节间隙不等宽，左宽右窄。

腰椎正侧位片：腰椎曲度稍变直，序列尚可，椎体缘未见骨质增生变尖，L5/S1 椎间隙稍变窄。椎旁软组织未见异常。

骨盆平片：双侧髋关节及骶髂关节对应关系可，关节间隙稍窄，关节缘骨质变尖，双侧股骨头形态可，股骨头颈部欠光整，右侧股骨颈部可见致密影。

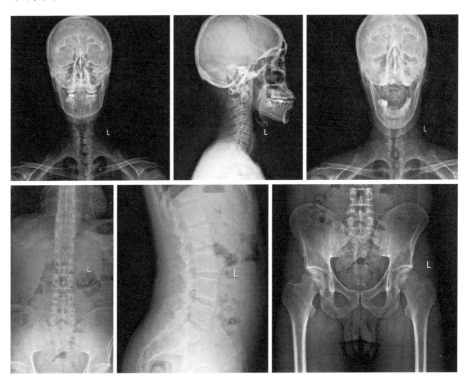

【诊断】

西医诊断： 踝部扭伤。

中医诊断： 筋伤病，证属气滞血瘀。

【治疗经过】

初诊（2023 年 8 月 28 日）：予右侧卧蹬左腿，术后踝部疼痛缓解；再予胸椎、颈椎手法调整，踝部旋转活动度改善。

【按语】 脚踝扭伤的发病机制不仅是相连骨的损伤，还伴随着周围筋骨失衡，筋不束骨，骨不张筋，本病乃生。诊治踝关节扭伤亦遵循"筋骨并重，以骨为先，整体论治"的指导原则。该患者左下肢长，故予右侧卧蹬左腿后踝部疼痛明显减轻。整体辨证论治，再予胸椎、颈椎手法调整，不局限于踝部，达到治疗踝关节扭伤的目的。

病例 93

【基本信息】翟某，男，66 岁。

【主诉】双足跟、足底疼痛 1 年余。

【现病史】患者于 1 年前无明显诱因出现双足跟、足底疼痛，左足尤甚，未予治疗，现久站、久行后加重，影响日常生活，遂来就诊。刻诊：患者神志清，精神一般，纳可，眠一般，小便频，大便可。舌淡红、苔白，脉沉迟。

【既往史】腰椎间盘突出病史；干眼症。

【专科查体】双足底、足跟部压痛、叩击痛；踝关节背屈试验（−），足踝部无其他疼痛。

【辅助检查】

颈椎正侧位片：颈椎曲度存在，序列可，椎体缘骨质增生，C5 ~ C7 椎间隙变窄。

颈椎张口位片：两侧寰枢关节间隙不等宽，左窄右宽，棘突稍偏移。

腰椎正侧位片：腰椎曲度存在，序列可，椎体缘骨质增生，L3/L4、L4/L5、L5/S1 椎间隙变窄。

骨盆平片：双侧髋关节对应关系可，关节边缘骨质增生、硬化，双侧股骨头形态完整，密度均匀。双侧骶髂关节对合关系可，关节间隙变窄，关节面骨质硬化。

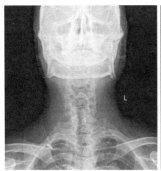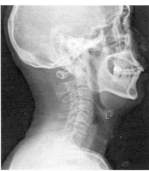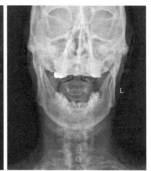

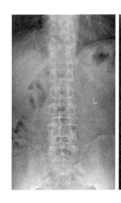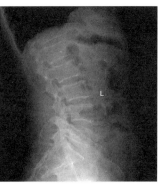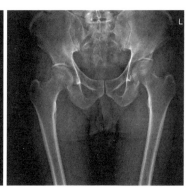

【诊断】

西医诊断：足跟痛。

中医诊断：痹病，证属脾肾阳虚。

【治疗经过】

初诊（2023 年 9 月 8 日）：予胸椎、颈椎手法调整，站立时足跟、足底疼痛稍改善；予尾骨复位，站立时足跟、足底疼痛明显缓解，自觉下肢较前轻松；中医四诊合参，辨证施治，证属脾肾阳虚，治以"温补脾肾"，予以中药汤剂口服，方药如下：

> 白术 15g　陈皮 10g　柴胡 10g　升麻 10g
>
> 茯苓 15g　党参 10g　当归 15g　葛根 20g
>
> 炙甘草 10g　龙骨 20g　牡蛎 20g　附子 10g

5 剂，水煎服，日 1 剂，早、晚分服。

【按语】该病例属下病上治的经典病例。辨证观念和整体观念是中医学理论体系的基本特点，下肢包括脚踝的病变也与脊柱密切相关。足跟痛的诊疗，亦应该考虑脊柱问题，予胸椎、颈椎手法调整、尾骨复位后，患者足跟、足底疼痛明显缓解，并自觉下肢较前轻松，属于下病上治，是为异病同治；并给予对症理法方药，辨证论治，整体调理。

病例 94

【基本信息】吕某，男，47 岁，专业技术人员。

【主诉】左足跟部疼痛 2 年，加重 2 个月。

【现病史】患者 2 年前出现左足跟部疼痛，时轻时重，行走后疼痛加重，近 2 个月来疼痛加重，今日前来我院就诊，门诊检查后以"左足跟痛症"收治入院。

【既往史】无特殊。

【专科查体】生命体征平稳，无明显异常。行走时轻度跛行，左足跟部轻度肿胀，足跟跖侧压痛明显，未触及异常活动及骨擦音。踝关节活动正常，足内、外翻活动基本正常。足背动脉、胫后动脉搏动存在，足趾血循环、感觉、运动可。

【辅助检查】

影像学检查：X 线片示左侧跟骨跖侧骨性增生。

实验室检查：无明显异常。

【诊断】

西医诊断：跟痛症。

中医诊断：痹病，证属肝肾亏虚。

【治疗经过】

1. 术前准备：针灸针数根及相关消毒设备备用。

2. 操作过程：①理筋手法。在痛点及其周围做按摩手法，以温运气血、减轻疼痛。②针灸疗法。取痛点、昆仑、太溪等穴，隔日 1 次，针灸并用，10 次为一个疗程。

3. 术后处理：减少站立、承重及行走，穿软底或带软垫的鞋，中药熏洗，症状好转 4 周内应避免走长路。

4. 膳食调养：以均衡膳食为基础，以清淡、易消化、高纤维素、富营养的食物为主，适当进补高蛋白、维生素和钙磷含量较高的食物。

本例患者经过平乐手法、中药辨证施治，足跟疼痛基本消失，6 周后能正常生活及工作。

病例 95

【**基本信息**】赵某，女，52 岁，公务员。

【**主诉**】扭伤致左足肿痛伴活动受限 1 天。

【**现病史**】患者自诉 1 天前骑车时不慎扭伤致左足肿痛伴活动受限，休息后未见明显缓解，特来我院就诊，门诊诊查后给予"踝关节扭伤"诊断，并以此诊断收治我科。刻诊：患者神志清，精神可，自行步入病房，自发病之日起，饮食可，睡眠可，二便可。舌质淡、苔薄白，脉沉涩。

【**既往史**】2021 年 6 月 28 日，左踝部扭伤，DR 示左跟骨前突骨折；2021 年 9 月 13 日复查 DR 显示左侧跟骨陈旧骨折并失用性脱钙。

【**专科查体**】左足肿胀疼痛，左足踝后为甚，跟部肿胀，环周压痛明显，无骨擦感及异常活动。足纵弓减小，外踝下可触及高突，踝关节及距下关节功能活动障碍。左足跟部内外侧均可见青紫皮下瘀血斑。足背动脉搏动可触及，足趾活动、血循环良好。

【**诊断**】

西医诊断：左踝关节扭伤。

中医诊断：痹病，筋肉损伤，证属血瘀气滞。

【**治疗经过**】

1. 手法复位，石膏固定：

（1）术前准备：石膏 3 卷，石膏棉 1 卷，绷带 3 卷。

（2）操作过程：患者仰卧于手术台上，助手双手握其小腿，术者双手握其踝部，使踝关节背伸 90°，轻度外翻踝关节，维持其位置，用 U 形石膏固定踝关节于 90° 轻度外翻位。

（3）术后处理：抬高患肢并开始足趾的屈伸活动，1 周后可扶拐不负重下床活动。每日检查石膏松紧程度及足背肿胀情况，检查足趾感觉、运动情况。4 周后去除石膏，配合中药熏洗，加强踝关节及足部功能锻炼，扶拐下床部分负重活动。6周后开始逐渐弃拐负重行走。

2. 平乐正骨辨证施治：循平乐正骨三期用药基本原则进行辨证施治。损伤初期，治宜活血化瘀、消肿止痛，内服活血灵；损伤后期，治宜养血活血，内服养血止痛丸，外用苏木煎温洗。

3. 膳食调养：以均衡膳食为基础，早期以清淡、易消化、高纤维素、富营养的半流质饮食为主；中后期适当进补高蛋白、维生素和钙磷含量较高的食物，如牛奶等。

4. 功能锻炼：损伤早期，踝关节固定，可进行足趾功能锻炼；损伤后期，可行按摩活筋，配合外揉展筋丹或外搽展筋酊，同时进行自主功能锻炼，并注意行走时步态的锻炼，防止足内翻或外翻。

本例患者经过平乐手法复位，石膏固定。4周后去除石膏，配合中药熏洗，加强踝关节及足部功能锻炼，扶拐下床部分负重活动。6周后开始逐渐弃拐负重行走。踝关节外形正常，活动自如，无踝部疼痛，正常生活及工作。

病例 96

【基本信息】常某，女，42岁。

【主诉】右踝关节扭伤疼痛1年余。

【现病史】1年前不慎扭伤右踝关节致关节疼痛，休息后疼痛缓解，未予系统治疗，后疼痛反复。逐渐出现腰背部疼痛、颈肩部疼痛不适，久行后左踝酸痛。为进一步系统治疗，遂至我院就诊。刻诊：患者神志清，精神可，口干口苦，易烦躁、疲乏，纳可，夜寐欠安。舌暗红、苔薄黄，脉弦细。

【既往史】无特殊。

【专科查体】右踝关节活动度稍受限，外翻10°，右踝外侧压痛，左踝活动度尚可，左踝外侧压痛，L4~S1棘突及双侧棘旁压痛，右侧为甚，颈椎生理曲度变直，C2~C4左侧棘旁压痛。

【辅助检查】

颈椎正侧位片：颈椎生理曲度反弓。

颈椎张口位片：寰齿关节双侧间隙尚对等，枢椎棘突可见右侧旋转。

腰椎正侧位片：腰椎序列尚规整，部分椎体骨质增生硬化。

骨盆平片：双侧髋关节对位可，双髋关节边缘骨质增生。双侧骶髂关节对合关系可，关节间隙变窄，关节面骨质硬化。

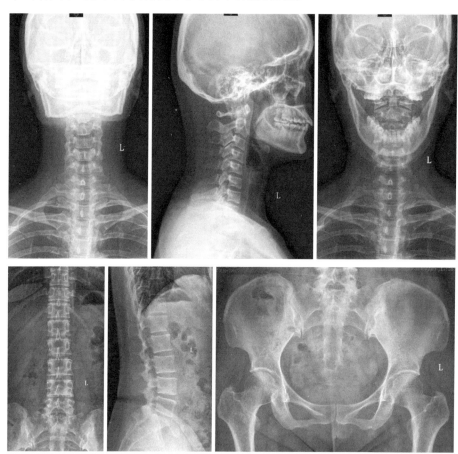

【诊断】

西医诊断：①踝关节陈旧性扭伤；②腰痛；③颈椎病。

中医诊断：伤筋，证属气滞血瘀。

【治疗经过】

初诊（2023 年 7 月 15 日）：予颈椎错缝调整手法，再予腰椎手法复位。术毕，患者右踝疼痛，颈部、腰部不适当即改善。

四诊合参，辨证施治，证属气血瘀滞、肝郁不舒，治以调畅气血、疏肝活络，予中药汤剂口服，方药如下：

当归 15g　白芍 30g　柴胡 10g　茯苓 15g　白术 15g

炙甘草 10g　生姜 10g　薄荷 6g　杜仲 10g　狗脊 10g

续断 15g　醋香附 10g　川牛膝 6g

5 剂，水煎服，日 1 剂，早、晚分服。

二诊（2023 年 7 月 23 日）：患者诉踝痛及颈腰不适有所改善。夜间睡眠时间较前延长。仍有不耐久行，行走约 15 分钟后双踝酸痛，右侧明显。治疗予双手交叉抱头调整胸椎错缝，右侧枢椎提拉推顶手法复位，左侧 L4 椎体复位手法。四诊合参，辨证施治，守上方 5 剂，用法同上。

三诊（2023 年 8 月 7 日）：患者诉双踝疼痛明显减轻，行走距离较前延长，可行走约 45 分钟，嘱其注意休息，配合功能锻炼，颈部、腰部疼痛较前改善，予双手交叉抱头调整胸椎错缝。1 个月后随访，患者诉双踝、颈腰部疼痛较前明显缓解，活动改善。嘱其继续进行功能锻炼。

【按语】患者既往有踝关节扭伤病史，中医筋骨构架学的整体观认为，踝关节扭伤后筋骨自身与周围结构、力线也将随之改变。患者外伤导致踝关节疼痛及活动受限，且长期伏案工作，姿势不良，扭伤后加重力线异常，进而导致颈椎胸椎、腰椎骨盆错位，筋滞骨错。针对踝关节扭伤，尤其病程较久者，单重视踝关节局部难以彻底改善，需有整体观念指导，以骨为先、筋骨并重，手法调整颈椎、胸椎、腰椎。患者病久，肝气不舒，影响睡眠、心情，易疲乏，配合中药整体调理。

第十三章

·····················

杂 病 篇

病例 97

【基本信息】王某，男，82岁。

【主诉】右下肢截肢术后疼痛3年余。

【现病史】患者8年前因"骨肿瘤"行右下肢股骨干上1/3以下截肢手术，术后恢复良好，3年前无明显诱因出现右侧截肢愈合处及"右下肢"疼痛，"疼痛可放射至右侧小腿、右足部"，自行口服药物（具体不详）治疗，疼痛仍间断发作，今为求进一步诊疗，故来就诊。刻诊：患者神志清，精神可，由轮椅推入病房，自发病之日起，饮食可，睡眠差，二便可。舌质淡暗、苔薄白，脉弦紧。

【既往史】无特殊。

【专科查体】右侧股骨干上1/3以下缺如，残端可见皮肤愈合瘢痕，无明显红肿、皮肤破溃，残端周围压痛，残肢感觉可。左侧髌阵挛、踝阵挛（-），左侧腱反射可，左下肢感觉、肌力可，左侧巴宾斯基征（-）。

【辅助检查】

腰椎正侧位 DR：L3～S1椎间盘病变可能，L2椎体压缩骨折（陈旧性），T11、T12椎体前端楔形变，腰椎稍侧弯、退行性变。

骨盆平片：骨盆倾斜，双侧骶髂关节及髋关节退行性变。

颈椎正侧位、张口位 DR：项韧带钙化，C3～C7诸椎间盘病变可能，

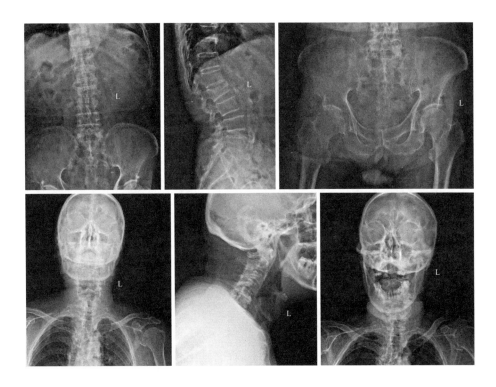

寰枢关节失稳可能，颈椎增生、退行性变。

【诊断】

西医诊断： 幻肢痛，神经病理性疼痛。

中医诊断： 痹病，证属肝肾亏虚。

【治疗经过】

初诊（2021 年 4 月 7 日）：患者仰卧位，先给予腹部按摩理筋手法治疗：行摩腹、揉穴（中脘、神阙、天枢、关元）、疏肝理气手法等，再以双手指并拢，用指腹点揉、松解髂腰肌及剑突下、腹直肌外缘压痛点。术毕，以坐位定点旋推法纠正腰椎错位：患者骑坐于治疗椅上，术者站于患者背后，将右手掌根放置于移位椎体椎板处，同时嘱患者左上肢向后搭于术者肩背部，术者左手握住患者右手手腕，嘱咐患者弯腰前倾向左后方看，术者右手发力推动椎板的同时，左手发力拉动患者右手腕，患者身体向右旋转，到右手感受到骨骼错动的"咔哒"声即告整复成功。术毕，患者诉"右下肢"疼痛缓解。另予开窍宁神、化湿、平肝潜阳、祛风通络汤药口服：

石菖蒲 10g　党参 10g　制远志 6g　茯神 10g　茯苓 10g

生牡蛎 30g　姜半夏 10g　制南星 10g　生姜 6g　山楂 10g

5 剂，水煎服，日 1 剂，早、晚分服。

每日另予针灸治疗，取穴：头部感觉区上 1/5、神门、环跳、伏兔、血海、足三里、三阴交、太冲。

二诊（2021 年 4 月 14 日）：患者诉"右下肢"疼痛发作频率及程度有所缓解，夜间发作情况好转，但夜眠仍较差。继续给予腹部按摩理筋手法、髂腰肌松解手法治疗，再以坐位腰椎旋转复位法进一步调整、纠正腰椎错位，以胸椎提拉推顶法（胸顶法）纠正上胸椎错位。术毕，患者诉"右下肢"疼痛减轻，右髋部感觉轻松。另予疏肝理气、温经通络、宁心安神汤药口服：

柴胡 10g　半夏 10g　党参 10g　黄芩 10g

桂枝 10g　茯苓 15g　生龙骨 30g　生牡蛎 30g

夜交藤 10g　炒酸枣仁 15g　制远志 6g　浮小麦 10g

5 剂，水煎服，日 1 剂，早、晚分服。

三诊（2021 年 4 月 19 日）：患者诉"右下肢"疼痛进一步减轻，夜眠较前好转。查颈椎正侧位、张口位 DR 示：项韧带钙化，寰枢关节失稳，颈椎曲度变直，部分棘突偏歪。继续予以腹部按摩理筋手法及髂腰肌松解手法治疗。结合触诊，给予颈椎提拉推顶术，纠正颈椎错位。术毕，患者诉"右下肢"疼痛缓解。守上方 5 剂。

四诊（2021 年 4 月 22 日）：患者诉"右下肢"疼痛频率降低，疼痛持续时间缩短，夜间疼痛减轻明显，夜眠较前改善。继续给予腹部按摩理筋手法、髂腰肌松解手法治疗，再以颈椎提拉推顶手法进一步纠正颈椎错位。术毕，嘱患者继续服用汤药，适当行"腹式呼吸""单腿臀桥"锻炼。

【按语】现代医学认为幻肢痛是一种神经病理性疼痛，其确切发病机制尚不明晰，可能与外周神经受到激惹及中枢神经敏感性增强有关，且可能与患者自身心理因素有关。中医认为"不通则痛"，患者肢体离断，经络随之离断，气血循行"如环无端"之通路亦被阻断，则残端筋骨不能得气血之濡养，故而引发疼痛。综合来看，幻肢痛的发生与神经、血管，经络、气血密切相关。而中医筋骨构架学无论是从神经论还是血管论，或是从气血、筋脉论，均强调以骨为先，认为骨为干，没有骨的结构支撑，肌肉、筋膜、神经、血管就没有依附，人体的基本结构形态就不复存在。疾病的发生形式是多种多样的，但骨不正、骨错缝、骨软、骨硬均可能是退行性脊柱及骨关节病的始动因素。因此，在对该患者的诊疗中，首先以纠正脊柱错位、调整脊柱－骨盆力线为主，骨正筋肉，从而改善神经、血管的通路，促进气血循环。考虑到幻肢痛的精神情志因素，再结合患者夜眠差的问题，综合辨证，给予疏肝理气、潜阳、祛风、燥湿、宁心安神的中药汤剂口服，以期达到既正其筋骨，亦调其气血的综合作用。后期随访该患者，幻肢痛病情亦有所反复，囿于各种原因未再复诊。但这次诊疗过程中手法、方药、针灸的综合运用疗效，为在临床中运用中医筋骨构架学理论诊疗此类疾病提供了很多思考。

跋

用同样的方法，治疗同样（或类似）的患者无效或收效甚微，是中医不好学、不好传承的重要因素。

抓住疾病的本质、核心尤为关键。各代医家在临证实践中不断总结，有六经辨证、三焦辨证、卫气营血辨证、经络辨证、脏腑辨证、气血辨证、八纲辨证等。

最近还有五体辨证，以及五脏与五体相关辨证。

在诊断上注意望、闻、问、切，四诊合参。

中医构架学强调人是一个整体，通过分析构架因素，四诊合参，确定病变部位（往往不在局部），通过手法治疗，达到事半功倍的效果。再结合中药（调治人体构架运行规律）、针灸（调治经络）、功能锻炼（稳定构架），有时也需借助外因以稳定构架。

人体亦符合生长壮老已、生长化收藏等天人合一观念，与五行（木、火、土、金、水）运行规律息息相关。在诊治中，各种辨证、各种诊治应该统一，各取其所宜。

没有平衡，只有势和度。五行的运动规律在运动中。所谓的平衡，是相对的平衡，理解为和合状态更为准确。势，即上升之势、下降之势；度为太过、不及。各种方法调治的目的即在此。顺势而为，还是固其根本（气血、阴阳、津液），抑或同时使用，应视邪正盛衰情况调配使用。

五脏六腑各在其位，各谋其政，气血津液各有功能，构架稳定，则运动规律，和谐统一。

构架稳定是治疗的目标或者结果。构架的稳定需要力学的支撑、气血津液的正常运转、五脏的功能正常、经络的畅通，等等。疾病表现有其内，必形其外，改变难，稳定亦难。中医筋骨构架学为达到构架稳定这一目标提供了一种可能。

赵明宇

2024 年 3 月